AQUARIUS

AQUARIUS

AQUARIUS

AQUARIUS

Enjoy是欣賞、享受，

以及樂在其中的一種生活態度。

【台大預防醫學博士】
陳皇光醫師◎著

你所不知道的健康檢查

理性健檢讓你脫離致命危機

自序

「你所不知道的健康檢查」是我在2005年底第二次到明碁電通公司演講所撰寫的投影片。我在同年初寫的投影片「科技人與過勞死」因為在網路上很受到歡迎及轉寄。所以當我在撰寫這份投影片時，非常小心翼翼，花了近一個月的時間才完成。我把台灣健檢的怪現象、健檢的原理及健檢的判讀，用比較詼諧式的手法寫成一份淺顯易懂但又能傳達很多醫學常識的投影片。三場演講結束後不到一個月，就不斷接到很多網友及同業的來信支持，和我的預期一樣：我們的社會很需要也缺乏健康檢查的相關知識！

我目前主要的工作是一個基層的家庭醫師，但從我當實習醫師開始，就不斷和健康檢查這件事發生關聯。早期教學醫院對健康檢查並不重視，只是安排了一系列的檢查讓顧客在三天兩夜完成所有項目，所以流程並不順暢。那時的健檢病房並未經過設計，和一般病房一模一樣，沒什麼休閒設施，所以有太多的時間讓受檢顧客無所事事，浪費很多時間空等下一項檢查。

而那時候負責健檢報告解說的就是還在念大學七年級的我，我猜想醫院認為健檢報告解說太簡單了，任何一個醫學生都足以勝任。我還記得有受檢顧客聽完報告解說後，還問我的門診時間是什麼時候，我只好笑笑地說我還是實習醫師……

擔任家庭醫學科住院醫師時，很多健康檢查的工作自然都落在我們身上，因為其他各科醫師都很忙，多半只在高級健檢支援技術性的部分（超音波、腸胃鏡等），而簡單的理學檢查式的健檢，自然就落到我們家醫科醫師的身上。特別是大學開學時的新生體檢，還有很多剛進入公司的新鮮人、出國留學或技職考試都需要「健康檢查」報告，都是我們常規的工作項目之一。

完成教學醫院的住院醫師訓練後，因為我是公費學生，所以曾在基層衛生所擔任四年的主任兼醫師，接觸到的健檢更多樣化：新生兒健兒門診、幼稚園及小學的體檢，甚至支援兵役體檢。

有一件事我到現在都還印象深刻，就是有一年兵役體檢我被分發到「皮花科」（皮膚花柳科）擔任檢查醫師，我當然就叫役男一個一個進來讓我檢查「重要部位」，順便看看有無刺青及肛門痔瘡。因為還有穿脫褲子的時間，所以工作進行得非常緩慢。約半個小時後，和我同一組的資深衛生所主任趕到了檢查會場，他一看到我就說：「陳醫師，你這樣的檢查方法太『幼秀』了，看到天黑都看不完。記住，這些『小朋友』都是未來的革命軍人，所以就要用軍事化的檢查方式不可！」

資深主任開口了：「一次進來五個人，排成一列，向右看齊，脫下褲子，好，向後轉，彎腰，自己扳開肛門，好，都通過了！下五位進來～～～」

我當場佩服得五體投地。

離開基層衛生所的工作後，我曾經在一家地區醫院工作了一年，那時候勞工健檢及社區篩檢都是家醫科非常重要的工作，當然也有價格高昂的套裝健檢。

我到現在印象還很深刻的就是，假日清晨需趕到醫院的健檢中心，然後就看到一車一車的外籍勞工剛下飛機就被送到醫院來做健康檢查。抽血及影像檢查有很多成員可以分擔工作，但負責理學檢查的醫師就只有兩個人。要做完這幾百人的理學檢查，真的是一個很痛苦的過程。

有時候還需要在天還沒亮的時候，把健檢團隊帶到科技公司的工廠內佈置好，趕在上班前幫公司員工做完所有健康檢查工作，才不會耽誤到正常的公司運作。所以健檢事實上是一個非常耗費人力及精力的工作。

這幾年主要的工作就是基層的家庭醫師，但我每週都會到專業的健康檢查診所擔任解說的工作，所以多年來也累積了不少工作經驗，知道健康檢查的價值及限制性，所以經常有機會幫健檢中心解決各式各樣的客訴問題；因為民眾花了一筆可觀的檢查費用，當然希望檢查結果是正確的，醫師的建議是確實而有用的，而且轉診及後續的追蹤都能得到很好的協助。

我從1999年開始進入台大衛政所的預醫組攻讀碩士學位，2000年進入預防醫學研究所博士班接觸了**疾病篩檢**這門課程，才知道原來疾病篩檢是一門很艱深的學問，裡面涉及到**疾病的特性、篩檢的工具、成本效益分析及衛生政策的制定**，所以健康檢查並不是一堆臨床檢驗工具的集合。也就是說很多檢查經常是做虛工，根本得不到什麼好處，甚至浪費很多時間與金錢。

2003年我曾經為了訓練家醫科住院醫師撰寫過很多教學投影片，其中之一就是疾病篩檢，教學內容參考自一篇2001年由Gates醫師刊登於《美國家庭醫師雜誌》（American Family Physician Journal）的一篇簡潔及有深度的好文章：「Screening for Cancer: Evaluating the Evidence」〈癌症篩檢的證據評估〉。這篇文章有一個很有用的表格，詳列了哪些疾病、篩檢工具及族群適合做疾病篩檢，這就是後來我寫「你所不知道的健康檢查」投影片的邏輯架構。

「你所不知道的健康檢查」是很多公司機關或學校邀請我去演講時，最常指定的題目，這四年來演講過多少場我自己都記不得了。但是我會儘可能教導民眾用最少的錢做最符合成本效益的健檢項目，然後再教民眾如何看健檢報告。因為健檢報告經常是一筆爛帳，民眾花了錢還要找罪受：看不懂報告上的異常到底重不重要，每天生活在疾病的恐慌之中，卻不知道如何解決問題。

我編寫健康檢查的教材其實是希望民眾不要過於迷信大量及昂貴的檢查，以為這樣就萬無一失，而對健檢的功效產生過度的期望。其實所有篩檢工具的正確性都有局限，昂貴的影像檢查雖然提供了發現小型病灶的機會，但在不適當的時機做了這個檢查或遇到極惡性的癌症，即便找到腫瘤，仍然是一個無法治癒的疾病。

本書會花很多篇幅介紹健康檢查工具的正確性及報告的可信

度，然後告訴大家篩檢間隔的訂定是有理論基礎的，而不是信口開河三個月一次、六個月一次或一年一次這種自由心證的建議。雖然會講到一點數學，但只要有初中數學程度的人都會看得懂，因為以我被醫療工作摧殘多年的頭腦，想必也寫不出什麼高深的數學理論，所以讀者可以放心的閱讀。

我在書中把很不容易理解的篩檢工具敏感性及特異性的知識寫成簡易版及進階版，如果對數字很感冒的讀者，就直接看Chapter 10寓言版，然後可以跳到Chapter 14以後較實務的介紹；若對這些知識很有興趣，就繼續看Chapter 11到Chapter 13進階版，會有打通任督二脈的感覺。

雖然民眾都把健康檢查的眼光放在癌症篩檢，其實以我工作上的經驗及學理來看：**健檢最大的功效是在預防慢性病最後導致的心血管疾病**，而癌症篩檢的成本效益還不是很好。心血管疾病的可怕在瞬間死亡及殘障，比癌症還令人措手不及，卻有漫長的時間可以做預防的工作，所以慢性病才是健康檢查最佳的標的。看完本書會知道，不必花很多錢就可以做到很多很有用的健康檢查，剩下需要用很昂貴的篩檢工具才能找到的疾病，就等大家都飛黃騰達、變成社會菁英的那一天吧！

我只是一個喜歡看書及整理知識的人，不是什麼重大定理的原創者。書中所有的知識都是世界上各個學術界前輩努力多年的成果，我只是站在他們的肩上，所以可以看得到更遠的地方。知識如果只能在學術殿堂中流傳，實在非常可惜。若能抽出實用性的部分，改寫成讓一般民眾也能了解的科普知識，民眾遇到問題時就能自己做出理性的判斷，而不必讓決定權掌握在少數人的手中。

我這幾年來，在面對一件事情的決策及可信度時，多半會用賽局理論、成本效益分析及貝氏定理來思考，盡量避免感情用事，我很謝謝我的博士論文指導老師陳秀熙教授在研究所的課程中帶領我認識這些知識，儘管我的數理程度並不好，但這些哲學思考已經使我獲益良多。我能寫這本很皮毛的書，也要感謝陳老師在研究所開的「疾病篩檢」及「決策分析」這兩門課，我才有機會一窺疾病篩檢的堂奧。

這本書完稿前幾天，我不論走在路上或搭公車捷運，腦子都不斷在思考一些以前念研究所時沒有完全弄清楚的公式定理。隨手拿出一張白紙就開始算起數學，當正確算出數字時，心中的喜悅難以形容，我已經很久沒有這種心靈非常透徹的感覺了！

我再次感謝在明碁電通工作的好朋友雅雪及工程師們，是你們讓這份資料可以在網路世界裡流傳，我才有機會寫這本書。

感謝我的學長高有志醫師這幾年來提供了我一個安定的工作環境，我才有機會完成研究所學業及發展自己的興趣。

感謝讓我「打工」多年的聯安預防醫學機構，使我可以在這個環境裡和大家教學相長，有機會審視更多的健康檢查項目的利弊得失。但以後請同仁們可以讓我準時下班，有問題就自己翻翻這本書，我把你們及顧客常問的問題都寫在這本書裡面了……

感謝寶瓶文化的所有同仁為這本書的誕生所做的努力。

最後謝謝內人及一雙兒女，因為多年的醫療工作使我沒太多時間可以陪伴你們及帶你們出遊，希望這些辛苦的日子可以逐漸遠去，全家可以常常歡聚在一起。

為文至此，我的心境慢慢平復下來，這兩個多月的寫書過程就要告一段落，不必再熬夜及利用下午休息時間、坐車上下班的時間，甚至吃飯的時間殫精竭慮地想出一些有趣的例子來解釋複雜的醫學知識。再來我就可以沒有壓力地繼續寫書法或寫有關小吃及旅行的散文，靠在捷運車廂上讀我喜歡的歷史人文書籍，帶著我的相機到處捕捉美麗的景象，用細口壺將熱水一圈一圈繞在我自己烘焙好、磨好的咖啡粉上，然後澆上鮮奶油，在香濃的咖啡液面上開出朵朵白色小花。

陳皇光

2009年5月28日端午節夜晚寫於板橋

你所不知道的健康檢查
理性健檢讓你脫離致命危機

目錄

你所不知道的健康檢查
理性健檢讓你脫離致命危機

目錄

Chapter 1

健康的第二道防線

古典預防醫學

龐煖曰：「王其忘乎？昔伊尹醫殷，太公醫周武王，百里醫秦，申麃醫郢，原季醫晉，范蠡醫越，管仲醫齊，而五國霸。其善一也，然道不同數。」卓襄王曰：「願聞其數。」

煖曰：「王獨不聞魏文王之問扁鵲耶？曰：『子昆弟三人其孰最善為醫？』扁鵲曰：『長兄最善，中兄次之，扁鵲最為下。』魏文侯曰：『可得聞邪？』扁鵲曰：『長兄於病視神，未有形而除之，故名不出於家。中兄治病，其在毫毛，故名不出於閭。若扁鵲者，鑱血脈，投毒藥，副肌膚，閒而名出聞於諸侯。』魏文侯曰：『善。使管子行醫術以扁鵲之道，曰桓公幾能成其霸乎！』凡此者不病病，治之無名，使之無形，至功之成，其下謂之自然。故良醫化之，拙醫敗之，雖幸不死，創伸股維。」

《鶡冠子·世賢第十六》

戰國初年，魏文侯問扁鵲：「你們**醫家三兄弟**中，誰的醫術最高明？」

扁鵲很謙虛的說：「我大哥的醫術最高明，二哥次之，我的醫術是最糟糕的。」

魏文侯又問：「你能告訴我這是為什麼呢？」

扁鵲說：「**我的大哥只要觀看一個人神情，就可以在疾病還沒出現之前就把他治好**，所以他高超的醫術只有我們自家人知道；我二哥只要觀察到一個人細微的症狀，就可以把他治好，所以他的醫術只有附近鄰里的人知曉；至於**我扁鵲，都是等到病人得到重病後，才用針灸、毒性很強的藥物，甚至劃開病人的肌膚動手術治癒病人，所以我的名氣非常響亮，每個國家的人都知道我的醫術高明。**」

現代預防醫學

完全健康時所做的一切用來預防疾病發生的動作：如疫苗、改變不良生活習慣、注意運動飲食等，叫做**初段預防**。

已經生病但沒有症狀出現或症狀非常輕微時，利用特殊的檢查方法：如**健康檢查**，或醫師診斷早期找出疾病，早期治療，叫做**次段預防**。

生病後已經出現明顯症狀，醫師為了防止病患殘障或死亡所做的努力叫做**三段預防**。

我多半把三段預防稱之為**災難醫學**，災難中才會出現英雄豪傑，**但英雄豪傑往往被賦予過大的期望，所以當他們的表現不能盡如人意時，就會出現醫療糾紛！**

電影《捍衛戰警》（Speed）片尾有一句名言：**壓力下的感情是不會長久的！**

做初段及次段預防醫學的人永遠都是默默無聞的，只有做第三段災難醫學的人才有機會名揚天下（心臟科大國手、腦科權威、骨科聖手、妙手回春、怪醫黑傑克……）。**下次如果你遇到做初段及次段預防工作的人還能做到名震公卿，就要小心這些人講的東西是否過於誇大不實。**

扁鵲的長兄能治療疾病於無形，就是**次段預防**的精神。如果要在疾病還沒有症狀時就可以開始被治療，只能透過一個方法：就是**健康檢查！**

慢性疾病的病程非常長，所以我們有非常多的機會可以診斷出這個疾病。但像癌症這種疾病，出現明顯症狀時多半早就失去根治的機會，而在可治癒期又多半沒有症狀無法察覺，所以我們只能希望發明一個檢查工具，來早期找到這個惡性疾病。

買保險的目的在於遇到不可測的風險時，能有一筆錢可以幫助自己及家人渡過難關，所以買保險前要先評估自己的風險種類、風險機率及衡量自己的經濟能力，才能買到一個自己可以負擔又符合成本效益的產品。

健康檢查和買保險一樣，就是買一個機會，**買一個早期診斷早期治療的機會！**

但我們要注意的是，這個機會並不是做了檢查就一定會到來，因為疾病是一個非常複雜的過程，每種疾病的特性也不一樣。所以我們最後會發現，並不是每一種疾病都能在健康檢查時被順利發現，或者發現時就有辦法可以治療！

健康檢查的效益往往沒辦法和投入的時間或金錢成正比，還有很多部分是人為無法控制及預測的，我們只能很無奈的期待著「好運」來臨。

Chapter 2

打開
健檢的歷史

有趣的健康檢查新聞

每隔一陣子，我們就會在媒體看見一些很有趣卻又年年上演的戲碼：某大官及官夫人做完健康檢查後，就會和神祕兮兮、從來都很難見到的醫院院長舉行一個記者會。

院長開始對記者發言了：

「市長的身體超讚，心臟功能強得像海軍陸戰隊的隊員；肝腎功能好得嚇嚇叫，再操三十年也沒問題，真是全民之福！令人驚訝的是，市長的身高還比去年長高一公分！還有，市長夫人的骨質密度竟然如同30歲的小姐一般，真是太神奇了！」

此時，市長和市長夫人從僵硬的表情中，用力擠出陽光般燦爛的笑容：「我還可以再為大家拚四年，對不對啊？厚M厚啊？」

（台語發音的「好不好」。）

每天應酬跑攤，菸酒不忌，大魚大肉，睡眠不足，缺乏運動……哇靠，連身體都會發生奇蹟！為什麼全天下的好事都會發生在這些人身上？

當然再過一些日子，就會發現這些大人物在遇到一些重大事件之後，病得比誰還嚴重：高血壓才150/92mmHg就要進急診；剛在議會被推擠馬上「頸椎移位」需要戴上頸圈；感冒燒37.5℃馬上就要住院治療……身體突然像紙糊的一般！

排隊等熱門健檢

某名人最近去做檢康檢查，胸部X光檢查並無異常，但是他自費做了一種新式的影像檢查，結果竟然真的發現初期肺癌，日前順利開刀切除了腫瘤。消息傳開後，民眾趨之若鶩，紛紛打電話到各大醫院的健檢中心要求做同樣檢查。負責這項檢查的醫師對訪問的記者得意地說：「現在排隊等檢查的人很多，可能要等到明年唷！」

我來幫這個熱潮做一下分析，今天如果你登記去做這項檢查，七個月後才輪到你，那可能會出現下列狀況：

第一，等到第三個月時，你突然發現體重下降，久咳不癒，甚至痰中帶血，所以等不及檢查就要趕快去胸腔科門診就醫，結果發現已經肺癌末期……

第二，七個月後你終於等到了這項檢查，結果醫師說，你的右肺肺門已經**有一顆4公分的腫瘤，且肺門及頸部都有淋巴腺腫大**，所以還是沒辦法手術，目前只能考慮化學治療了。你問醫師說：「這麼大的腫瘤是什麼時候就出現的呢？」醫師說：「腫瘤從形成到可以被檢查出來可能要十年以上，這種腫瘤每221天細胞會成長一倍，所以**七個月前腫瘤直徑就應該有3.2公分左右了，一年半之前應該也有2公分，所以一般胸部X光應該就看得見了！**」這時候你突然很後悔，幹嘛還等七個月？

第三，七個月後終於等到了這項檢查，醫師說在肺部發現一顆1.2公分左右的腫瘤，於是你大呼好險，趕快接受手術治療，切除了三分之一的肺葉。全家都非常慶幸有這種先進的檢查技術可以提早找出肺癌。過了五天，主治醫師來跟你說：「先生，我們看到了病理報告，那是顆肺癌腫瘤，因為沒有轉移的現象，腫瘤切除後再經化療，若觀察五年沒有復發的現象，就幾乎算是完全痊癒了。」真是太幸運了，因為本來都沒有不舒服的症狀，卻透過這項檢查，救回了一命，所以趕快叫親朋好友快來排隊等做這項檢查。

第四，七個月後你終於等到了這項檢查，醫師說發現了一顆0.8公分的肺腫瘤，於是你大呼好險，趕快接受手術治療，切除了三分之一的肺葉。**全家都非常慶幸有這種先進的檢查技術可以提早找出肺癌**。過了五天，主治醫師來跟你說：「**真是太幸運了！那是一顆良性纖維瘤**。因為傷口很大，要再等一星期才可以出院。」望著醫師的背影，你不知道是要哭還是要笑……

第五，七個月後你終於等到了這項檢查，**結果一切正常！真是恭喜老爺，賀喜老爺！**你問醫師說：「那我應該就是沒有肺癌了吧？」醫師說：「**對啊，是現在沒有肺癌，但下個月或明年有沒有肺癌就不敢保證了。所以歡迎你再排隊，不過下次要等到一年以後。**」你又問：「那明年還是正常呢？」醫師：「後年再來做啊！」

這個故事可以繼續編下去，例如做到第五年還是正常，所以你就厭倦了，不想再做了，結果第六年發現體重下降，久咳不癒，甚至痰中帶血……或者，八個月後到北宜公路騎自行車和同事尬車，突然胸口不適……

我們可以設定一輩子只看一次「歌劇魅影」或「悲慘世界」，**但健康檢查不可能只做一次就可以「永保安康」**！如同激情過後，請仔細想想：要不要和旁邊這個呼呼大睡卻失業三年的帥哥共度餘生？還是見好就收？

虛擬故事：看似商機無窮的觀光健檢

居住在大阪的藤原夫婦看到台灣的觀光健檢廣告後，發現不但可以飽覽寶島風光、血拼價廉物美的商品及遍嘗台灣小吃，竟然還可以在最先進的醫療院所做一套完整的健康檢查，而且價格如此低廉，真是令人無法置信。於是兩人興匆匆地報名了台灣觀光健檢團。前三天的行程為北部觀光旅遊，第四天做健康檢查，最後三天繼續中南部觀光行程。

當他們到達台灣後，接到健檢中心事先發給的健康檢查注意事項：因為高級健康檢查包括大腸鏡、胃鏡、超音波及多項抽血檢查，所以**檢查前三天需要吃無渣食物，也就是不能吃任何含有纖維素的食物，只能吃澱粉類主食、肉類及蛋類**。也就是說，完全無法品嘗台灣引以為傲的青菜水果及小籠包。藤原夫婦感到非常失望，前三天就只能望美食而興嘆，逛完淡水、九份及中正紀念堂後，只能吃吐司麵包、無青菜油蔥的餛飩麵及無蔥花的皮蛋瘦肉粥。

看到健檢注意事項第二頁時，兩人更是驚訝，檢查前的晚上，依照規定要大量喝水及喝下一瓶酸酸苦苦的溶液，而且要喝兩次，目的是為了清出腸內所有糞便。當他們在第三天晚餐後第一次喝下這瓶瀉劑，不到二十分鐘後，兩人開始出現腹痛及腹瀉，肚子裡的東西幾乎都被清光了；但睡前喝第二回時，不到十五分鐘，肚子又開始狂瀉了，瀉到兩人雙腳發軟……藤原太太開始抱怨：「U-Ru-Sai（うるさい，日文討厭之意），這是哪門子的觀光啊？」

隔天藤原夫婦在高級健檢中心做完健檢後，對流程及設施相當滿意，但兩人做完檢查後，藤原先生覺得腹部一直絞痛脹氣（大腸鏡檢查需要灌入空氣）；藤原太太則有視力模糊（點散瞳劑的副作用）及昏昏欲睡的感覺（無痛內視鏡的麻醉藥還未退除）。由於台灣健檢中心效率奇快無比，於是當天下午三點就有醫師給予專業解說。結果醫師說磁振造影（MRI）顯示藤原先生的左肺出現一個0.7公分的不明病灶，但無法確定良性或惡性，而藤原太太的癌症指標

CEA為5.2，比正常值大0.2，且胃部有一個小潰瘍，已切片做檢查，正式報告要兩週後才能寄到日本……藤原夫婦聽完報告後充滿疑問，但醫師都說還要回日本進一步檢查，健檢中心只能提供檢查及建議。

回到飯店後，兩人心事重重，沒想到本來是來觀光的，結果檢查竟然出現疑似惡性疾病的徵兆，於是接下來的三天觀光行程，都無心玩樂。而且醫師說兩人的膽固醇及三酸甘油酯都太高，甜食、油炸的東西及帶殼海產都不能吃，因此連彰化的肉圓、鹿港的蚵仔煎、台南擔仔麵加黑白切，以及屏東愛文芒果都不敢吃。

結束這觀光健檢旅遊團後，兩人回到日本趕緊到醫院再進行複檢，結果藤原先生肺部病灶的切片結果只是一個良性的疤痕組織；藤原太太的胃部切片只是單純的潰瘍，而癌症指標CEA些微上升是來自於藤原太太有吸菸的習慣，並不是真的罹患癌症。

經過這一場虛驚，藤原夫婦再也不願意參加觀光健檢旅遊團。觀光就觀光，幹嘛還要健檢？

很多政策很浮面地自認為有優良先進的醫學技術，就可以招攬商機，但從未以消費者的立場來思考健檢背後隱藏的問題！

政策制定者看到許多鄰近國家大發美容觀光題材的商機，就想分食這塊大餅：**原因是我國的醫療水準高過許多鄰近地區，但「醫療費用相對低廉」**，所以大力推行觀光健檢。立意甚佳，但問題是：健檢又不是請客吃飯而已，不是檢查完就沒事，檢查後才是問題的開端：萬一發現大腸腫瘤呢？肺部有陰影呢？要到哪裡看診治療？驚嚇都來不及了，哪還有時間或心情觀光？

許多人對健檢有一個錯覺：就是檢查完應該就沒事了。就像很多人跑去醫院做檢查，但卻遲遲不去看報告，因為他覺得自己哪可能這麼倒楣罹患重病。健康檢查結果若都是正常的，那檢查有何用？**健檢只是找出健康問題的手段，健康問題還是要經過醫師診斷、複檢及治療才能解決！**所以預設報告一定是正常的，後來結果可能會令人抓狂。

台灣是做健檢的好地方，更是觀光旅遊的好地方，但是讀者您覺得這世界上有「觀光健檢」的好地方嗎？

都肝癌末期了……

我有一次在做醫院的健檢解說，看到一個老先生的血液報告呈現很多肝功能相關指標都有明顯異常，我翻看腹部超音波的報告：好大一顆肝腫瘤，而且肝硬化已經很嚴重了。我趕緊找到家屬跟他講這件事，沒想到家屬告訴我：他們幾個月前就知道了啊，而且醫師說只能用栓塞的方法治療延長壽命。我說：都這麼嚴重了，怎麼還跑來健檢中心花那麼多錢做全身健康檢查？家屬的意見是，他們想讓父親做一下全身檢查，看看身體還有哪些地方有問題，看看可不可以治療幫助父親恢復健康。

這是一個孝心感人，卻方法不對的例子：因為在肝癌這個重大惡疾面前，其他如血壓、血糖、尿酸的重要性已經微不足道，因為修理這些小問題無法解決癌症的侵害，應該把焦點集中在重大疾病上。醫師在治療中自然會留意病患的生理功能，家屬沒必要花這筆錢。因為有黃疸、食道靜脈曲張及腹水的父親實際上生命已經有限！

胸痛的中年婦女

一次看門診時，一位年約50歲的中年婦人，告訴我她胸部右下方常常會隱隱作痛（在胸壁而非乳房），時好時壞。她說她花了六萬元做了一個全身健檢，還是找不出原因，問我怎麼辦。

我說：報告借我看，有照胸部X光嗎？

她說：沒有啊！

我說：那有沒有做腹部超音波？

她說：沒有啊！

我很好奇：那妳到底做了什麼？

她說：我就做了全身正子造影，醫師說報告都正常啊！

我當場無言。

她其實完全沒有做生化檢查（例如血脂肪、血糖、肝腎功能）、驗尿、驗糞便潛血、子宮頸抹片、腹部超音波內視鏡檢查，甚至連理學檢查（聽診、觸診）及問診都沒做，只做了全身正子造影檢查，就叫做「全身健康檢查」？

更奇怪的是，疾病位置就在胸部右下方，聽診、觸診、胸部X光、腹部超音波才是最佳的檢查工具，竟然完全沒做？最後花了一大筆錢，連一個診斷也得不到！這個迷思在於，**當身體有疾病時，應該要做的是能幫助診斷的檢查，而不是這種篩檢式的檢查**。如同警察辦案時，如果已鎖定歹徒正窩藏在台北市中山區某公寓，就不必再到台中、台南及高雄設路檢。因為這些都是白費工夫的行為！

我重新問這個女性病患胸痛的特徵，她告訴我是在胸壁上有火燒灼熱式不規則的疼痛，發作持續的時間只有幾秒鐘，有時候一週才出現兩、三次。我做了一下理學檢查：呼吸聲正常，完全沒有局部壓痛及皮膚病變。其實答案很清楚：這只是一個無害的神經痛！為了讓病人安心，我之後再轉介她到醫院做了胸部X光及腹部超音波，結果一切正常！

原來可以花幾百元看診的小毛病，竟然花了六萬元繞了一個大彎才得到答案，這就是一般民眾在恐慌的心理下會做出的錯誤選擇！

1元預算的癌症篩檢

筆者曾經在政府基層單位服務過一段時間，有一次接到一份公文，內容是說：「為了早期發現民眾的口腔癌，所以希望基層衛生單位定期舉辦口腔癌篩檢活動。」這當然是一個好的政策，但問題在後面：公文上規定要指定耳鼻喉科醫師或牙科醫師來對民眾篩檢，這當然沒問題，但看到最後的經費部分時，我簡直不敢相信：**「每篩檢一位民眾，上級機關會發給篩檢費用新台幣1元；當發現口腔癌確診個案，則發給新台幣50元。」**當時篩檢每一位婦女的子宮頸抹片檢查，可以申請到新台幣200元給付。

看到這份公文，我傻眼了，我不是耳鼻喉科或牙科醫師，如果也可以幫忙做口腔癌篩檢，看一位民眾給1元我認了；但若要我邀請耳鼻喉科或牙科醫師到這個偏遠地區為民眾檢查，每篩檢一位民眾只能給這位醫師1元，也就是當他看完了300名民眾，他當天只能領回300元！請問有哪位醫師願意到偏遠地區來幫民眾檢查？連我們這種主辦單位都開不了口，更何況我在這麼偏遠的鄉下，可能連集合100名民眾都做不到。所以根本覺得這份公文是在開玩笑。果然後來也沒有下文，所以後來就沒人關心這件事了。

隔了一年後，我參加一場上級單位的例行會議，一位長官責怪下屬單位都沒有盡力在做口腔癌篩檢。

於是我舉手發言：每做一位子宮頸抹片檢查可得到200元的篩檢費用，口腔癌才給1元，根本請不到醫師來做！

上級長官回答說：「因為政府經費也不充足啊，但**今年已經把費用提高為『兩倍』了**，每篩檢一位民眾口腔，可申請**新台幣2元**的篩檢費用！」

我幽幽地說：「上次和子宮頸抹片的費用差199元；這次相差198元，這樣叫做兩倍？」

其實經費不足的解決方法是：把有限經費放在口腔癌高危險群（嗜食檳榔及菸酒者），**才能發揮最大的效用**。篩檢低風險的一般民眾根本無濟於事，白白浪費經費，才會出現這種1元的荒謬決策。

後來我當然是沒辦法請這兩科醫師到偏遠的鄉下辦這種活動，第一經費不足，第二在山區很難將民眾集合在一起讓醫師來做檢查。後來一年內，我在這個山區發現了兩個口腔癌疑似病例，都是我這個「家庭醫師」在門診中找到的。我把這兩個病人轉到醫院耳鼻喉科門診做了確定診斷，然後幫醫院的耳鼻喉科醫師申請了兩位確診病人的篩檢費用：共計新台幣100元。

真的想請人家吃飯，可以只請人家吃一口飯嗎？

本書後面會提到：國外多年的研究報告顯示，**婦女每個月定期做自我乳房觸診，並沒辦法有效降低乳癌的死亡率！**那為什麼我們還在推行這個方法？原因在哪裡？政府不是萬能的，只能提供民眾基本需求。**當一個好方法政府無法負擔時，民眾應該要自己想辦法解決問題，講更白話一點：自己負擔檢查費用！**

但是，政府有義務讓民眾知道，政策提供的方法，其有效性及局限性在哪裡？

Chapter 3

每天都在醫院診間上演的荒謬劇情

健檢從來就不是免費的！

台灣的民眾只要覺得身體有點小症狀，第一件事就是到門診跟醫師說：「醫生，我要做『總檢查』！**我要做『全身』健康檢查！**」

醫師：好啊，但都要「自費」！

民眾就開始「翻臉」：**我都有繳健保費，為什麼還要自費？我繳了很多年保費，從來都沒看過病，做一下檢查都不可以唷？**你們是不是在騙我？……將醫院、醫師及衛生政策數落一遍，然後悻悻然離去！

什麼是保險？

大家都買過保險吧？

在你沒有斷手斷腳、中風、心肌梗塞、罹患癌症、癱瘓……甚至是死亡之前，你是得不到理賠的！

所以請記住：**健保也是一種保險，它只管有病的狀態，所以只給付疾病相關檢查及治療費用**。其他和疾病不相關的檢查，健保並不給付，都要自行負擔費用。

在身體沒有不適的症狀或特殊疾病病史的情況下，**你心血來潮想做的檢查：健保都不給付**！請不要再到門診「**盧**」（台語騷擾哭鬧之意）你的醫師！

我也很希望很多疾病防治單位或民間機構在推行**疾病篩檢公益廣告**時，不要一直強調做某檢查很好，卻忘了在廣告結尾告訴我們：**民眾做這個檢查到底需不需要自行付費**？不要像很多理財廣告明明就是要賺你的手續費，但廣告上卻一再編織買了某產品後就可以**每天不用上班卻可以吃大餐、環遊世界的美夢**。

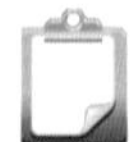

小常識：免費的健康檢查

政府發給**孕婦**及**新生兒**手冊，免費為孕婦及新生兒提供產檢、疫苗諮詢及發展評估。

政府提供40歲以上三年一次項目簡單的健檢，稱為**「成人健檢」**；65歲以上則每年可檢查一次。可到和健保局有簽約成人健檢的醫院或診所（通常是家醫科及內科診所）進行簡單的檢查：項目主要包括**問診、理學檢查、血液（血球、肝腎功能、血脂肪、血糖及尿酸）及尿液**的檢查。

30歲以上有性經驗的婦女有每年一次的子宮頸抹片檢查。

年滿50～69歲的婦女，皆可免費接受每兩年一次的**放射線乳房攝影檢查**。（政策可能會放寬自40歲以上開始可接受檢查，因為這比較符合台灣地區婦女乳癌好發的年齡層。）

既然是政策，就要注意不見得可以永久實施！

篩檢工作可分**群體篩檢**跟**個人篩檢**，前者是政府的決策者要利用有限的資源來決定該給民眾什麼樣的檢查，所以篩檢標的需要很強的科學證據，及嚴密的成本效益分析。但**本書的主題主要在於個人的疾病篩檢**，所以經費及項目都可以視個人的疾病風險及經濟能力做彈性調整。

什麼叫心血來潮？

看了韓劇「藍色生死戀」中得到血癌的女主角後，覺得自己的狀況跟她很像。

聽到隔壁老王得愛滋病的消息。（關你什麼事啊？）

看到電視新聞報導美國最新研究說喝咖啡會得胰臟癌。

看有線電視台腎虧的廣告，發現自己竟然出現所有的症狀！

吃完兩罐燕麥片想知道血有沒有比較清。

我祖母有糖尿病，所以我今天剛好看完感冒順便來檢查一下。

這些因為心血來潮來做健康檢查的人，常常半年後才會發現自己工作太忙而忘了回去看報告！

當他再度回來看報告時，我會說：如果半年前就發現肺部有腫瘤，你現在回來看還會有救嗎？

小故事一

某天在台大家醫科門診，我開始按燈號看門診。

結果一次進來四個人，其中一位中年男性開口了：「**我們一家四口都想要做全身健康檢查**，聽說你們台大的機器是全國最好的，所以我們才來這裡做。我們很乖，從昨天晚上半夜十二點以後就禁食了，連水都沒喝唷！我們想檢查看看有沒有貧血、肝腎功能異常、血脂肪過高、血糖……超音波也要，最重要的是，你們有那個叫做磁振造影的檢查，聽說什麼癌症都檢查得出來。」

我根本沒機會插嘴打斷他的話，後來終於輪到我開口了：「**這裡是門診，我只能向你問診及看病，我也只能做跟疾病相關的檢查**。我沒辦法讓你用健保卡做這一堆檢查。醫院有健檢中心，您如果要做，這些檢查每人大概要X萬元，若加上磁振造影，四個人可能總共要十多萬元。」

我繼續說：「如果大家都可以拿健保卡來做這些檢查，我想明天健保局應該就倒閉了吧？**如果你不想讓它倒，那每個月請多繳一萬元保費，我明年幫你安排十二萬元一次的菁英健康檢查。**」

這家人鎩羽而歸，我的門診恢復寧靜。

小故事二

一位中年小姐來門診說：「我想檢查有無B型肝炎或C型肝炎帶原，我也想順便做肝臟的超音波。」

我說：「好啊！但除非您有明顯肝炎症狀或已經有肝臟功能異常的檢查報告，否則健保無法支付您的檢查費用，妳需要自行付費。」

小姐說：「可是我每年去XX醫院檢查都可以用健保給付，為什麼你這裡就不行？」

我說：「我不知道他如何做到的，最有可能的情況就是被妳煩到受不了，幫妳編造了一個肝炎的診斷，所以妳才能用健保支付。**但妳要想想看，若以後妳想買壽險，保險公司看到妳有肝炎的病史，妳覺得他們會不會增加保費？或者乾脆拒保！請妳好好想想貪小便宜的後果。**」

小故事三

另一位小姐走進門診說：「我想請你幫我安排胃鏡檢查。」

我說：「請問您有上腹痛、上腹灼熱、噁心、腹脹或解黑便等情況嗎？」

小姐說：「都沒有耶。」

我說：「那妳為什麼想來做胃鏡檢查？」

小姐說：「**因為我辦公室有同事最近得了胃癌，我感到很害怕**，所以想來檢查看看。」

我說：「那可能要自費安排檢查，因為妳沒有任何胃的症狀。」

小姐說：「**嗯……我剛剛說錯了，其實我胃常常會痛痛的**，上星期也有拉肚子。」

我：「……（無言）」

Chapter 4

真的有「全身」健康檢查嗎？

武俠片罐頭劇情

大俠**令壺充**剛剛在一場武林大會上認識了女扮男裝的**任蠅蠅**，兩人相談甚歡，於是就結伴到悅來客棧吃飯。

令壺大俠的第一句話就是：「店小二，**把你們客棧所有好吃的東西全都拿上來**，我要好好地招待我剛認識的結拜兄弟！」

現在有人會一進到晶華酒店就開口說飯店所有的菜都來一道嗎？

問題是……吃得完嗎？付得起嗎？

但幾乎天天都有人到醫院要去做全身健檢，請問做得完嗎？誰要買單？我還常常在門診跟病人說：「**我們醫院的檢查少說也有幾千種，你真的全部都要來一下嗎？我把你的血全抽乾也做不完！那麼怕癌症，要不要每個器官都切一塊下來檢查？**」

電影中的大俠叫了一大桌菜，當然從來沒吃完過，因為下面的劇情一定是和壞蛋狹路相逢，在客棧掀桌子大打出手，**店小二及老闆會下跪說：「幾位壯士饒了我們吧，今天這些酒菜算我請客，**我們是小本生意，砸爛了客棧，我們就沒辦法活下去了……」

同理，饒了醫師吧，別再跑到門診來做「全身健康檢查」了！

「全身」的迷思

這個世界上，根本沒有所謂的「全身」健康檢查。

因為檢查永遠是做不完的，做完所有可做的檢查了也不能保證沒病！

你被「不肖」的汽車保養廠騙得不夠多次嗎？（我是指不肖的，不是指優良的。）花了很多錢修理沒壞的零件，開沒幾天車子又「顧路」了。（「顧路」就是台語「車子故障罷工」的意思，所以你只能乖乖地站在馬路上等拖吊車，和交通警察大眼瞪小眼一起顧路。）

檢查如果是萬能的，那麼，排除人為操縱因素之後，飛機應該不可能會失事吧？但誰都知道那是不可能的事。

另外一個很重要的觀念是：檢查只做一次夠嗎？身體的健康狀況是「動態」的，隨著年齡、生活習慣及環境的改變，不斷會有新的健康問題出現；如同汽車的性能和汽車出廠的年份、開車者的習慣及路況有關，隨著使用的時間拉長，也會不斷出現新的損壞情況。

新車出廠幾乎不必換什麼零件，車主最關心的事大概是車子有沒有掉漆或刮傷，如同新手父母最關心小孩的問題都是身高為什麼不是全班最高？皮膚夠不夠白？牙齒整不整齊？右手臂為什麼出現一個小紅點……

但是，開了十年的老車，誰還管右前方引擎蓋凹陷、後方防撞桿掉漆或車頂上有一坨鳥屎？只要車子開得動、車燈會亮、雨刷會擺及煞車會靈就好了！同理，活了幾十年，對健康的要求並不能十全十美，即便健康檢查報告紅字連連，但只要**視力堪用、四肢健全可以到處趴趴走，什麼食物都能吃，這就是健康！**

人的健康是無法終身保固的，也幾乎沒有零件可換。

不同年齡對健康的需求不同，所以項目也大不同！年輕人不需要太多無謂的檢查，年老的人要注意的是身體的基本功能。**但怕死又有錢的中年人，就請您專心學習健檢的知識吧，別花了大錢只買到一場虛驚！**

病檢分離

有不舒服的症狀請立刻就醫，而且針對不適的問題做檢查，才能快速找出疾病的原因及治療方法，不要浪費時間在不相關的檢查，這才是最符合成本（時間及金錢）效益的方法！

我們不會因為車胎沒氣了去拆引擎，同理，不該因為痔瘡去做腦部磁振造影。花了太多時間在不相干的檢查上，就會模糊掉已出現疾病的診斷及治療計畫。**健檢是預防醫學上的「次段預防」，目的在找到沒症狀或症狀極輕微的重大疾病，希望可以早期診斷、早期治療**。對有明顯症狀的病患所做的診斷治療稱為「三段預防」，其目的在防止殘障及死亡，和次段預防的方法及目的並不相同。

「落後國家」常幹的事……

火災發生了，我們要「**全面檢討**」消防政策！

有學生跳樓了，我們要「**全面檢討**」校園心理輔導政策！

有人被搶了，我們要「**全面檢討**」治安政策！

白癡社論：「**這個社會是不是病了？**」

越喜歡搞全面檢討的手段，就是在規避某些特定人士的責任，暴露出主事者的無能，及把爛攤子轉嫁到專家學者會議。浪費了時間和金錢，卻只能得到一本厚厚而沒人看得懂的報告。搞了半天，什麼事也沒被解決！

同理，**懶惰的醫師，就會利用大量的檢查來掩飾診斷能力上的不足**。好的醫療行為是醫師依據病患的症狀及病史，找出有效率的檢查方法，縮短診斷時間，然後進入治療計畫。所以民眾不要迷失在大量檢查的假象之中。

很多疾病是不能等的，因為錯過最佳治療時機就萬劫不復。

「健康檢查」與「確診檢查」

另外大家要有一個概念，就是「**健康檢查**」用的方法只是在找出潛在的問題，所以會考慮使用**較便宜、較初步、較無副作用**的檢查手段，而且是用「**定期檢查**」的方法；但「**疾病發生**」時，使用的檢查手段是為了「**確診**」，所以可能會用**較積極、侵入性，甚至昂貴**的檢查（例如切片、手術或心導管等），檢查可能會非常密集，因為**沒有正確診斷就無法正確治療**。

健檢項目常常只是疾病確診的前導檢查，而不能立刻給予最後的答案。例如健康檢查時利用甲狀腺超音波找到甲狀腺結節（小腫瘤），需要再利用切片（用細針抽出細胞組織）化驗才能知道是良性還是惡性，前者是健康檢查，後者是門診的診察手段。

Chapter **5**

什麼是健康檢查？

健康檢查在學術上名詞是**疾病篩檢**（Screening）。

疾病篩檢的目的

利用**特殊工具**在**沒有症狀之前**早期發現疾病，並且提供適當**治療**，達到**限制殘障**或**延長壽命**的目的。

所以健康檢查存在幾個必要條件：

一、要有特殊檢查工具：例如血壓計、抽血檢查、影像檢查、醫師問診及理學檢查、醫師判斷力等。

二、疾病要處在「沒有症狀」的情況下：例如看到大便上有鮮血就不必再做「糞便潛血」反應的檢查了！潛血反應是息肉或腫瘤出血量小到肉眼看不見時才做的檢查，大量出血時要做的是定位疾病位置的大腸鏡檢查。

三、要有能延長壽命或預防殘障的治療方法：很多檢查看似能發掘問題，但其實根本就沒有解決的方法，做出結果後只是徒增困擾，甚至導致病患恐慌及情緒低落，得不償失。

例如有些人天生帶有癌症基因，但只代表發病機率較高，不是百分百會發病，而且目前並無有效改變基因的方法，也沒有藥物或食物真能預防癌症發生，所以做出這種報告只會帶來無窮的問題。

我們可以想像一件事：**如果你的女兒在12歲被診斷出帶有乳癌基因，你要告訴她嗎？**你有方法預防乳癌的發生嗎？還是你要叫她先切除乳房？未來的日子如何過下去？

這世界上有很多人只會製造問題，卻往往沒有解決問題的能力。

很多健康檢查項目也一樣。

現實版的健康檢查定義

什麼是健康檢查？

健康檢查就是在「健康」、無不適的狀況時所做的檢查！

健康檢查就是在你「出得起的價格下」所安排的一系列「亂槍打鳥」的檢查，種類越多，顧客越滿意！

合成牛肉、荷包蛋、黑胡椒炒麵加冰紅茶是全餐；松露、鵝肝醬、霜降肉牛排加羅宋湯也是全餐，一分錢一分貨！

熱戀中的高中生吃一百元的鐵板牛排就會非常快樂，因為約會才是重點；老僧入定的中年夫妻要吃兩千元的菲力牛排大餐才會滿意，因為質感才是重點！**健康檢查的價值不一定和價格成正比**，卻和年齡、選擇的項目及解說品質大有關係。

懂得買車的人重視車子的性能、價格的合理性及保固時間；不懂得價值的人眼光只是在贈品有多少，卻不知道這些裝飾性的東西質感不好也不實用。

我們都有第一次吃西餐或日本料理的經驗，初次到餐廳會搞不清楚要吃什麼及要吃多少量，所以往往選擇了**套餐或定食**，吃過後才理解自己喜歡吃什麼及多少食量。下次再度光臨時，就知道該如何點菜，選出自己喜歡及價格合理的食物。

健檢也是如此，幾乎沒有人有能力知道自己需要什麼檢查，所以初次選擇健檢項目可能要考慮自己的經濟能力，做過檢查後，知道自己初步的健康情況，下次就可以選擇比較重要的項目，不必什麼檢查都做。

當然，如果在有經驗醫師的指導下，就可以免除這段冤枉路。

基努李維（Keanu Reeves）的困境

我們回想電影《捍衛戰警》的劇情：

有一部公車被歹徒放了炸彈，英勇的警察基努李維就跳上公車準備解決這個危機。上了車，他發現一件事，原來公車時速低於每小時80公里就會爆炸，所以**不能開太慢，也不能煞車或停車**。他要想辦法解救全車的人，所以**他自己不能開車**，駕駛工作要交給女主角珊卓布拉克（Sandra Bullock）。公車要一直開到機場才**「有機會」得救**，最重要的是：**如果車子沒油了**，車速就會漸漸變慢然後爆炸。

我們來想**健康檢查**這件事和基努李維的角色關係：

跳入有炸彈的公車：暴露在**危險因子**中。

公車會爆炸：**產生重大疾病**後會死亡。

公車持續運行是防止爆炸的方法：**持續做健檢**才能找到早期疾病。

公車是珊卓布拉克開的：健檢是**醫院**幫你做的。

車速不能太慢：**篩檢間隔不能太長**，否則會錯失找到早期疾病的時機。

不能停車或煞車，一停就爆炸：**停止檢查後，就完全失去發現致命疾病的機會。**

車會沒油：**你口袋的錢會用光。**

目標機場，可能得救，或者還是想不出方法：找到疾病後**可能得救或者仍然沒有方法可以治療！**

結論是，只要暴露在重大疾病的危險因子中，你就很難脫身，要解決這個問題，只好**準備充足的資金繼續定期檢查**；或者完全不理會這件事，等待疾病自然發生後死亡！

Chapter 6

健康檢查的項目

完整的健康檢查分為幾個部分：

一、事前評估健檢項目需求。

二、健檢前的準備工作。

三、施行健康檢查：過去病史詢問、醫師理學檢查、各項健檢項目檢查。

四、報告解說。

五、醫療諮詢、營養諮詢及轉診治療。

很多實務上的健檢多半虛應故事，只做了健檢項目及發給報告，留下一堆爛攤子讓病人自行處理，或者製造出一些「人為」的健康問題讓被轉診的醫師收尾。

健康檢查項目的分類

依疾病種類區分（想想十大死因項目）

一、癌症類檢查

二、心血管相關疾病檢查：中風、心臟病、高血壓、糖尿病及腎衰竭等。

三、急慢性感染症檢查：尿路感染、病毒性肝炎、性病及肺結核等。

四、其他各系統常見疾病：在十大死因中佔有重要地位的自殺及事故傷害，很難在健康檢查中被發掘。

依檢查方法區分

一、病史及症狀諮詢。

二、身體組成測量。

三、醫師理學檢查。

四、各科專科醫師檢查。

五、實驗室檢查：血液、尿液、糞便、呼吸功能及心電圖等。

六、非侵入性影像檢查：胸腹部X光攝影、骨質密度檢查、腹部超音波、甲狀腺超音波、頸動脈超音波、64切電腦斷層、核磁共振（MRI）及正子造影 （PET）等。

七、侵入性影像檢查：攝護腺超音波、陰道超音波、鼻咽鏡、胃鏡及大腸鏡等。

八、體適能。

常見能透過血液檢查的項目

並不是所有的疾病都靠血液檢查，例如胃潰瘍或腎結石需要胃鏡或超音波才能檢查出來，所以大家要對血液檢查的限制性有所了解。

一、血球計數及白血球分類。

二、生化檢查：肝膽功能、腎功能、血糖、血脂肪、尿酸、甲狀腺功能及其他荷爾蒙。

三、電解質及鐵蛋白。

四、慢性感染指標：肝炎病毒、梅毒、愛滋病。

五、癌症指標。

六、其他。

別再問醫師了……

幾乎每個來做健檢的人，身體不適的主訴都會寫：**肩頸痠痛、脾氣暴躁、記憶不好、視力模糊……**

顧客：「怎麼辦？我有這些症狀好久了。」

我說：「沒關係，**你已經是今天第六個寫這些症狀的人了。**想想看你現在為什麼會坐在這裡聽報告？事業有成的大老闆或主管才會來做健檢，所以**這些症狀都是社會菁英的標準配備。**」

我又說：「而且，這些症狀我也都有，只是我仍一事無成。」

如何幫自己找適合的檢查項目

最好跟自己熟識的醫師先做討論。

若沒有熟識的醫師，可以和健檢中心的專業人員諮詢，問清楚檢查項目及價位表。但切記不是項目多就是好，或者貴就是好。

簡單列出購買健檢商品的原則：

一、完全沒不適症狀的情況下：選擇「**套裝健檢**」。再強調一次，要注意自己的預算。

二、已有**某些疾病、不良生活習慣或不良的工作環境**，要注意健檢項目能否檢查出這些危險因子引起的相關疾病。

三、個人具有某些**特殊遺傳體質**。

「套裝健檢」常見項目

常見的檢查項目如下，檢查項目因價格而不同。

一、基本資料：過去病史、家族病史及就醫服藥資訊填寫。

二、身體組成：身高、體重、腰圍、體脂肪、體溫、血壓、呼吸速率及心跳等。

三、理學檢查：由家醫科或內科醫師進行視診、觸診、聽診及敲診等。

四、各科醫師會診：

眼科醫師：檢查眼睛外觀、視力、眼壓、眼底。

耳鼻喉科醫師：檢查頭頸部重要器官及腫瘤（例如口腔癌及鼻咽癌）。

外科醫師：進行乳房觸診或乳房超音波檢查。

婦產科醫師：進行女性生殖器內診、子宮頸抹片及婦科超音波檢查。

泌尿科醫師：進行男性生殖器觸診、攝護腺肛門指診及攝護腺超音波檢查。

五、全血球計數：紅血球、血紅素、血球容積、血小板、白血球及白血球分類等。

六、生化檢查：肝發炎指標、膽道功能指標、腎功能、尿酸、總膽固醇、高低密度脂蛋白、三酸甘油酯、飯前飯後血糖及電解質等（鈉、鉀、氯、鈣、鐵質或鐵蛋白的血清濃度）。

七、尿液：尿液密度、酸鹼度、尿蛋白、尿糖、膽紅素、尿素膽原、紅血球、白血球、亞硝酸鹽、圓柱體（腎絲球腎炎常見）、表皮細胞及結石結晶等。

八、糞便潛血：檢查是否有消化道出血。

九、病毒及常見性病血清檢查：B、C型肝炎病毒指標、梅毒及愛滋病篩檢。

十、甲狀腺功能檢查：游離四碘甲狀腺素free T4及甲狀腺促素（甲狀腺刺激素）TSH。

十一、常見癌症指標：甲型胎兒蛋白α-FP（肝癌或生殖細胞癌）、癌胚抗原CEA（大腸癌及其他腺癌）、攝護腺特異抗原PSA（攝護腺癌）、CA125（卵巢癌）、CA19-9（胰臟癌）、CA15-3（乳癌）。

十二、靜態心電圖：檢查心律不整、傳導功能、心室大小或冠狀動脈造成的缺血變化等。

十三、運動心電圖：檢查潛在的冠狀動脈疾病。

十四、呼吸功能：檢查肺活量及呼吸道通暢程度。

十五、頸部都卜勒超音波：檢查頸部動脈是否有阻塞。

十六、甲狀腺超音波：檢查甲狀腺是否有囊腫或結節腫瘤。

十七、心臟超音波：檢查心臟瓣膜、收縮舒張功能、心肌及心房心室測量。

十八、乳房超音波或乳房攝影：檢查乳房是否有囊腫或結節腫瘤。

十九、腹部超音波：檢查肝、膽、脾、胰、腎的疾病。（胰臟有時會被胃腸空氣阻隔而很難觀察。）

二十、婦科超音波：檢查子宮、輸卵管、卵巢及骨盆腔。

二十一、攝護腺超音波：檢查攝護腺癌及攝護腺肥大。

二十二、子宮頸抹片：子宮頸癌。

二十三、胸部X光：檢查胸廓、肺部及心臟疾病。

二十四、腹部X光：檢查胃腸氣體、腹腔疾病、脊椎疾病、骨盆腔病。

二十五、胃鏡：檢查食道、胃及十二指腸，可得到清晰影像，而且能直接切片檢查。

二十六、大腸鏡：檢查肛門、大腸至與小腸交接處（回盲瓣）約120公分長度。若施行的是乙狀結腸鏡，則只做60公分長度，最多只能到達橫結腸中段。（有時候若灌腸不徹底還有很多糞便阻塞，或者大腸有沾黏現象而狹窄，不一定能檢查完全。）

二十七、骨質密度：檢查腰椎及髖關節兩處容易骨折地方的骨質密度。

二十八、體適能：**「正向」的健康指標**。

二十九、其他高級健檢項目例舉：

肺部螺旋電腦斷層：篩檢肺部小型腫瘤。

心臟64切電腦斷層：檢查冠狀動脈內腔的阻塞程度。

全身磁振造影（MRI）：檢查全身各處的影像，可找到各器官構造上的變化及腫瘤等問題。

正子造影（PET）：檢查全身各處是否有可疑癌症產生。

因為我們一開始就說過了，**健檢是做不完的**，所以不常做的項目就不再浪費篇幅詳述了。

幾歲該開始做「全身」健康檢查？

每個年齡層都有特殊的疾病需要處理或早期篩檢。例如幼兒著重在遺傳疾病、先天畸形、先天性代謝疾病或發展遲緩等問題。但從進入小學到大學這段時間，是相對比較健康的時期，一般來說比較注意的還是身心發育的情況。

二十多歲進入職場後，不良生活習慣、不健康的飲食、缺乏運動、高壓工作環境及職場危險因子等，會開始對健康產生危害。但此時即便施行全身性健康檢查，也很少能發現重大問題，因為此時是一輩子健康的最高峰期。

一般人在三十到四十歲這段時期，健康已經會開始亮紅燈，但此時多半沒有太大的症狀，所以是全身健康檢查比較適合的一個起始點。找到健康問題後，可以即時改變生活習慣，疾病狀況也比較容易治療。**以現實面來說，這個時間點也是一個比較負擔得起健康檢查費用及比較可能找到「初期」健康問題的時機。**

各種疾病適合篩檢的起始點其實都不相同，所以什麼時機點開始檢查差異性很大，**篩檢間隔**（多久該檢查一次）也並不相同，很難齊頭並進。但原則上要配合某些疾病容易出現的時間點。

例如學齡前兒童可以開始篩檢視力、聽力、齲齒、寄生蟲、早期心臟病或腎臟病等；有性行為後的女性可以開始定期檢查子宮頸抹片；35歲以上的婦女可以開始做乳癌的篩檢；B或C型肝炎帶原者確診後，就可以每半年定期做肝臟發炎及腫瘤的篩檢。這些特殊情況的篩檢起始時間就不一定是落在30～40歲間。

所以對於一些常見又重要性很高的健康問題，在經費許可下，應由政府相關單位制定政策進行篩檢。費用較昂貴而較個人化的健康問題，就由民眾自行付費檢查。

每個健康項目該多久做一次，也是差異性非常大，我們會在本書Chapter 19討論這個問題。

那篩檢有終點嗎？

有啊，當你出現重大疾病的那一天，你厭倦的那一天，你床頭金盡的那一天。

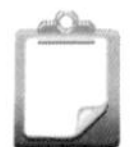

一個哲學思考

B、C型肝炎帶原者，在沒任何治療的介入下，其帶原狀況始終如一，所以還有必要每年檢查病毒指標嗎？

女性停經後「一定」會骨質疏鬆，預防方法一樣都是補充鈣質、運動、大豆異黃酮，或在醫師指示下接受荷爾蒙補充治療，那還需要檢查骨質密度嗎？（舉例來說：血壓值及血糖值都會影響治療計畫，所以每次有新的檢查報告都會作為下次調整藥物或生活習慣的依據。）

Chapter 7

常見的健康檢查套餐

我們去吃好吃的蚵仔麵線時，經常要大排長龍，忍受老闆不耐煩的脾氣，拿到蚵仔麵線時，還要蹲在馬路旁吃，吃完了手還黏黏的，但沒有人抱怨，因為一碗才賣40元，大家也都很清楚40元的價值。

我們去法國餐廳吃鵝肝醬牛排配1989年波爾多梅鐸區的紅酒時，當然燈光好氣氛佳、音樂好聽、服務生親切、廁所乾淨清爽……但每人要付4000元加小費才能離開，因為這些服務值得那些費用。

但你會不會寫封信投書報社說台灣的蚵仔麵線店老闆相當惡劣，服務態度不好，還叫客人蹲在路邊吃，而且排隊排很久才吃得到，竟然一下午就賣了150碗！以後應該學習法國西餐廳，請飯店經理來指導蚵仔麵線店如何學習以客為尊的精神，而且一碗還是只能賣40元！

這個社會經常形塑一種氛圍：就是很多人一直要求某些服務或社會福利要如何改善，理想的工作環境是如何，教育制度應該怎樣怎樣，國外如何如何……**但是提出這些意見的人都沒辦法回答我們：誰要付費？**

當每項服務的預算及費用攤開來和國外的夢幻式服務相比較時，你就會發現國內的健保費用被壓縮到那麼低，如何和國外相比？而且國內繳稅的費率及保險費用是相對低廉的，所以要改善所有不良的環境是要付出相對代價的。

健康檢查與任何醫療資源一樣，都不是哈利波特式的廉價魔法，都要付出重大代價才能取得！

大家來吃麵吧！

「陽春麵」健檢：項目包括身高、體重、視力、血壓血球、肝腎功能、血糖、膽固醇、尿酸或免費的子宮頸抹片。多半是為了安撫阿公阿嬤及公司員工所做的政策性健檢。價格從免費到一千元不等。

例如拿健保卡可以到特約醫院診所去做項目簡單的「**成人健檢**」，或者早上到公園慢跑看見衛生所設攤做「三高」篩檢（高血壓、高血糖、高血脂），或是到子宮頸癌防治車上做抹片檢查，**運氣好時，做完檢查後還加送一包味素帶回家。**

有空時就光顧一下這些免費的健檢，因為他們公家衛生機關

要做業績（過來人的心得）。

「榨菜肉絲麵」健檢：除了陽春麵檢查項目外，還包括心電圖、胸部X光、膽道功能、高低密度脂蛋白、甲狀腺功能、尿液、糞便、肝炎病毒指標等。經常出現在公司營收不錯的員工健檢。價格落在一千元到三千元左右。

若有機會做這種檢查，員工不妨自己花些小錢加做**腹部超音波**、男性加做**攝護腺超音波**、女性加做**乳房超音波**及**婦科超音波**。花不貴的價錢提高健康檢查的最大價值，特別是**延伸了癌症的檢查範圍**。

「大滷麵」健檢：除了榨菜肉絲麵的項目之外，還加上各科會診、上下消化道內視鏡、慢性病毒細菌感染檢查、呼吸功能、骨質密度、癌症指標、胸腹X光、多項超音波檢查及醫師解說等。**這些是一般醫院健檢中心或專業健康檢查醫院推出項目較完整、價位合理及實用的健檢。**目前價位約落在兩萬到四萬元之間。

若時間及經濟能力允許，這些項目的成本效益已經非常的高，可考慮每年檢查一次。其他特殊疾病在後面會談到檢查的間隔問題。

「什錦海鮮龍蝦麵」健檢：除了大滷麵的檢查外，還可能包括全身核磁共振影像檢查、正子造影、功能醫學、基因檢查、養生套餐、SPA、美女白衣天使親切服務，甚至不該在這裡出現的「名醫」會診。

這種檢查價格當然是無上限，當你的生活已經進化到只吃有機食品、只喝歐洲包裝礦泉水、不會坐公車捷運、不知道周潤發和周星馳是什麼關係（香港電影《與龍共舞》中劉德華的對白）、口袋都是無限卡的尊榮人士，自然就可以參加這種健檢。

消費者一定都會發現，不論你花多少錢做健檢，這些健檢套餐的名字一定是**「菁英」**、**「尊榮」**、**「雅士」**、**「層峰」**、**「名爵」**，沒人會跟你講你吃的是榨菜肉絲麵啦。

其實，只要解說醫師實力夠強，陽春麵也可以吃出好滋味！

小故事

筆者某同行是一家醫院的健檢中心負責人，本來規規矩矩設計幾套價廉物美的健檢套餐，結果乏人問津。後來痛定思痛，**卯起來弄了一套七萬元以上的健檢套餐，結果立刻詢問電話不斷。**

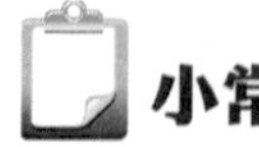

小常識

很多健檢產品沒清楚交代檢查內容，卻喜歡用數字呈現：例如廣告DM上明明說包括30項、45項或63項檢查，實際上根本沒做那麼多種檢查，因為有一些檢查項目被故意灌水。

舉例來說，**全血球計數**（CBC，complete blood count）報告結果有紅血球數目、白血球數目、血小板數目、血紅素、血球容積等報告，約有8個細項。**其實只能算一項檢查，可是經常會被灌水成8項精密血球檢查。**

其他如呼吸功能、尿液檢查、白血球分類，也都只能說是一項檢查，但也經常被灌水成20～30種。

所以民眾在選擇健檢產品要注意這些模糊名詞，**重點在做了什麼，而不是做了多少項目！**

史達林說：「一個人的死亡是個悲劇，但一百萬人的死亡只是統計數字。」

我說：「**每一個健康檢查項目都有其特殊意義，但一堆健康檢查項目就變成一本沒有重點的健檢報告。**」

一種特殊的健檢：婚前健檢

結婚好甜蜜，所以為了夫妻幸福及下一代的健康，一起手牽手去做婚前健檢吧！

那……你知道婚前健檢的項目嗎？說給你聽：

男女雙方都要做的檢查：**梅毒**、**BC型肝炎**、**愛滋病**、地中海型貧血篩檢及其他生化、尿液、X光及心電圖檢查。

男性：**精蟲分析**。

女性：RH血型、德國麻疹抗體、婦科超音波。

這些檢查的目的主要為**性病篩檢**、**遺傳疾病篩檢**、**生育力檢查**、**懷孕生產風險評估**及身體基本功能檢查。

重點來了：提醒你或妳，最好對自己或另一半有信心再去檢查，否則看到不想看到的結果時會出人命的！

想像一下，如果強壯的另一半「蝌蚪」稀少，或者出身名門、家教良好的未婚妻出現陽性的性病血清反應，這下子……

婚前健檢很重要，但大家事前對檢查項目應該要稍微有點概念，而且人都有「過去」，既然要結婚了，就應該包容一下吧。或者事前就該說清楚，說明各自的底線為何。

心裡有鬼時的臨時應變方法（純屬笑話）：

一、不要兩個人一起看報告。

二、尿遁法。

三、自己先偷偷去檢查，把有問題的地方整修一番，再光明正大的去檢查！

四、多看「政論性的節目」就可以得到靈感：把問題賴在對方頭上，千錯萬錯，都不是我的錯！

另外一種很熟悉的健檢：勞工健檢、大學新生入學體檢

在你抽完血及驗完尿後，還要排長長的隊伍等待醫師看診，醫師對每個人看不到一分鐘，就換下一個。

其實，**醫師多半看了10個員工後就呈現「腦死」狀態**，他只是機械化地做完好像檢查的動作，腦中一片空白，後面還有290個員工要在三小時內看完，你就知道這部分理學檢查結果幾乎沒有意義。

懺悔中……

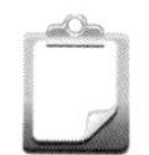

小常識

大學新生體檢後，學生經常會因為下列這些問題而憂心忡忡地拿轉診單到門診找醫師複檢：

扁桃腺腫大：根本沒發炎，因為那是小時候咽喉反覆感染留下的反應，完全沒處理必要。

輕微肝指數或尿酸上升：體重過重。

輕微尿蛋白或血尿：剛上完體育課。

高血壓：沒靜坐五分鐘，就匆忙來量血壓。

還有些大專學校新生體檢規定要檢查生殖器官，男生就算了，女生其實沒有必要，徒增困擾。

還有一種健檢……

為了考駕照、當公務員、新進公司前去診所或衛生所檢查的健檢。花些小錢，其實也沒做什麼檢查，就會拿到一張蓋滿「正常」的健檢報告。

別期望這種檢查能發現什麼重大疾病，大家「**逢場作戲**」，心照不宣。

小故事

大學時我考某證照前，因為報名時要附體格檢查表，而同學都說，到某醫院檢查比較快，所以大家都到那家醫院做健檢。我也真的去了，果然流程快速順暢。各科檢查及抽血驗尿結束後，到了總評醫師的診間，我看到一位老前輩坐在裡面等我進去，做完理學檢查後，健檢就結束了。

我坐定位後，老前輩把聽診器放到我的胸口，**當我的心臟正準備跳第二下給前輩聽診時，他竟然不到一秒就完成聽診說：正常！**然後就在檢查表上用印章蓋滿正常。

我印象很深刻：他兩手都是藍藍的印章墨水，他一秒鐘就聽完我的心跳。（希望以後我也找得到這種工作。）

後來我又要參加另一個國家考試，我一樣跟兩位同學到另一家醫院做體檢，到了放射科時，我和同學都陸續接受了胸部X光的檢查，我們出來時問放射師說：「多久可以拿到片子？」結果放射師說：「**我剛剛都幫你們『透視』過了，所以沒片子！**胸部都沒問題，我幫你們蓋上正常章就可以了。」

我跟同學都很狐疑，照片子都不需要一秒鐘，幹嘛還開著機器讓我們被「透視」照那麼久的時間？（不知道要被X光照死掉多少細胞……）而且那時候距今都超過十五年了，我很懷疑：那家小型醫院的設備有能力照完片子後，立刻在電腦上顯現影像嗎？**我們腦子裡想的是：到底有沒有照啊？**

這個國家每年花幾億元做很多沒有意義的檢查

某健檢場景：

醫師：王小明先生請進。

王小明：有！

王小明走入診間坐在醫師旁的椅子上。

醫師在看他一眼後，不到十秒就立刻可以知道：

王小明的智能及聽力正常吧？不然他哪知道我叫的是他！

王小明的視力正常吧？不然他哪能正確走到醫師旁邊。

王小明的四肢功能正常吧？看一眼就知道。而且，我們剛剛說過，王小明是自己「走」到醫師旁邊的椅子坐下。

像王小明這樣的人應該就可以上班了吧？我想**「智能正常」的主考官應該在對方進公司面試時就有能力做出判斷，根本不需要醫師就可以完成這些檢查。**

一個人有沒有高血壓、糖尿病、B型肝炎帶原、高膽固醇、愛滋病……和能不能上班有什麼關係？只要他有工作能力，身體的狀況不會妨礙他人就可以了。

而且說實在的，虛弱的哪會是新進員工，**「公司主管」往往才是體弱多病的那一位。新進員工其實很少會生病的，這叫做「健康工人效應」。**

與其把健康檢查當作員工的福利，其實職場主管更要注意的是能否提供受僱者健康的工作環境。**很多工作本身就是健康的殺手，用再多的健檢、福利或股票都無法挽回職場帶來的傷害。**

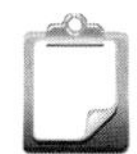

小常識

很多公司機構未和醫療專家討論，就自己設下一些健康檢查項目的門檻，用以篩選或辭退員工，事實上並不合理：

例如有些**餐飲業**要員工檢查是否有B型肝炎帶原，但實際上**B型肝炎根本不是飲食傳染，所以並非必要項目。**還有很多單位連B型肝炎抗體都分不清楚，硬要已經有B型肝炎表面抗體（Anti-HBsAb）的健康員工找醫師治療，真是令人啼笑皆非。

還有些駕駛工作，主管定下一些心血管疾病的相關規定，原本為了駕駛安全，立意甚佳，但往往**主管單位看不懂報告內容而擴大解釋，使駕駛無端被迫停止工作**：例如心電圖上出現的心室肥大，其實還要參考血壓值及胸部X光片，才知道是否真的有臨床意義，並不能依照一個較不精確的心電圖報告驟下決定。

健檢項目的篩選要相當小心，最好先和專家討論，才不會造成受僱者的權益受損，或主管不慎辭退掉好的員工。

Chapter 8

從健康檢查可以找出什麼健康問題？

健康檢查的效益在哪裡？

發現可以治癒的疾病：例如發現急性或進行中的感染症（尿道炎、肺結核）、急性疾病（胃潰瘍），或疑似腫瘤（不明肺部結節、子宮頸抹片出現異常細胞）。這些問題都是該立即治療及進行確診性檢查的健康問題。

發現到極惡性疾病或末期疾病是沒有任何效益可言的。

發現危險因子：例如發現高血壓、高血脂、高血糖或C型肝炎帶原，這些健康問題事實上還沒走到疾病終點（例如中風、心肌梗塞、下肢壞死截肢、尿毒症或肝癌），所以基本上算是一些重大疾病的**「危險因子」**或者是**「替代終點」**，就是你未來得到這些致命疾病的機會大增（即已經登記參選民代或總統的意思，登記了就有機會選上）。

所以當出現危險因子時，**改變生活習慣**（例如低鹽、低熱量高纖飲食、規律運動、戒菸等）、**做防禦性的治療**（服用降血壓、血糖及血脂藥品、服用抗肝癌病毒藥品）或做**規律追蹤性檢查**（定期抽血驗三高指標、定期肝臟超音波檢查、定期視網膜檢查）這些行為，都可以預防重大疾病的發生。

健檢發現的若是疾病，只能說看運氣：尿道炎好處理，若是惡性腫瘤就要有接受治療的痛苦準備，甚至有可能很快地結束生命；**而發現到危險因子，則是老天給你一個機會去改變生活習慣。如果依然故我，未來就要承受中風或心肌梗塞帶來的瞬間殘障或死亡的痛苦！**

身體不會越檢查越健康

篩檢只是**發現問題**的手段，而不是**治療疾病**的方法！

台灣有一群人，只喜歡做檢查，但從來不改變生活習慣也不

接受治療：胸部X光正常就繼續抽菸、肝沒發炎就繼續喝酒、血紅素連續三年掉到7g/dL以下（正常人為12g/dL以上）竟然完全不去解決子宮大量出血的問題、血糖逐年升高卻不願意運動及減重！

不關心身體健康，只要一本正常報告

筆者還接過一通民眾打來的奇怪電話：**「到底要戒菸幾天，胸部X光照起來才會正常？」**

也有人到處做健檢，我問他為什麼短時間內要做那麼多次？他說：**「我想看看哪一家醫院可以做出沒有C型肝炎帶原的報告，我可以拿那份報告去買保險。」**

我實在搞不清楚這種心態，**到底你要的是一個健康的身體？還是要一份正常的報告？**這種「鄭人買履」或「掩耳盜鈴」的奇怪行為比比皆是。

同樣的道理，國人對運動的概念就是「為國爭光得金牌」，卻忘掉**運動最基本的精神是為了健康及快樂，而不是每年能得多少面獎牌**。所以政策就是把資源集中在少數比賽型選手身上，而一般學生卻苦無運動場所；家長也只關注學業成績，卻沒有讓學生養成運動的良好習慣。就算國家每年真的增加很多面國際比賽獎牌，學生也沒得到健康及快樂，那些比賽型的選手也是。

健康檢查的效益並不會累積

樂透彩券不會因為你已經槓龜99次，第100次的中獎機率就升高。每一次中獎的機率都是獨立的，和以前失敗的次數或你花了多少錢都無關。

健康檢查只能找到已經生病的問題，若真的沒有病，這一次的花費就沒有得到任何好處，和彩券沒中獎一樣。就算連續10年做了某項檢查都正常，沒辦法保證第11年就不會生病。

想一下詹姆士迪恩（James Dean）在電影《養子不教誰之過》（Rebel without a Cause）的劇情：和對手一起開快車衝向懸崖，越靠近懸崖邊表示越勇敢，得到的掌聲越多。太早煞車就會被笑為孬種，來不及煞車就會墜入崖底！

太早開始健康檢查會損失很多時間及金錢，但卻一無所獲。接近發病點開始規則檢查才能得到最大的效益，但超過可治癒的時間點就完全沒有效益可言。

什麼時候該開始做健康檢查是一門很複雜的學問，有充足資金者就提早開始；若經濟不充裕時，只好學習如何藝高人膽大！好好繼續看下去吧。

Chapter 9

疾病自然史

了解一個疾病的發展模式，才能理解健檢的**價值及限制性**。我們來看【圖一】的「疾病自然史」：

【圖一】疾病自然史

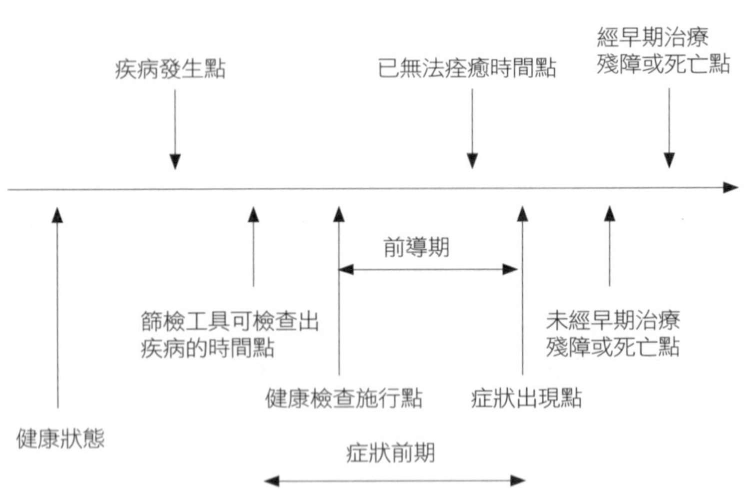

前導期：從**健康檢查施行點**到**症狀出現點**這段時間。

症狀前期：從**篩檢工具可檢查出疾病的時間點**到**症狀出現點**這段時間。

每種疾病都有其不同特色，有些疾病幾乎沒症狀（例如高血壓），有些疾病一發生就出現明顯不適症狀（例如水痘）。有的疾病隨時開始治療都可以得到滿意的結果（例如足癬），有些疾病一出現後就幾乎沒有治癒的機會（例如胰臟癌）。

上面的圖示代表一個疾病的發展過程，我們由時間軸的左側逐漸往右邊看：

一、從健康狀態開始（代表沒得到某病）。

二、經過危險因子的暴露，產生了疾病。

三、疾病產生後，經過一段時間就會產生症狀。

以感冒來講，一發病很快就會出現發燒、咽喉疼痛或流鼻水症狀；而子宮頸原位癌初期完全沒症狀，可以經過6～10年才發展到第一期癌症，甚至還要再經過一段時間才會出現陰道出血的症狀。

四、疾病出現後會有不同的發展。

第一類疾病是可自行痊癒或雖然不會自行痊癒，但完全不會出現明顯症狀，也不會繼續惡化而導致死亡。除非我們做健康檢查，否則我們完全不會知道這個疾病的存在。例如一顆1公分的肝臟囊腫，這個疾病並**沒有「無法痊癒時間點」**，所以這是一個**良性疾病**，在疾病篩檢學上稱為**假性疾病**（Pseudodisease）。

第二類疾病不治療會死亡，但只要在疾病初期治療，絕大部分可治癒或控制良好，例如**慢性病**（糖尿病、高血壓、高血脂、胃潰瘍）或**慢性感染症**（B、C型肝炎帶原、梅毒、肺結核），或**惡性度低的腫瘤**（例如子宮頸原位癌），但這類疾病**存在一個「無法痊癒時間點」**（例如B型肝炎導致肝硬化或肝癌、糖尿病引起腎衰竭、高血壓引起心肌梗塞或子宮頸癌遠端轉移）。

第三類疾病發生之後，**疾病自然病程很短**。例如**急性感染症**（感冒、急性扁桃腺炎、SARS）、**急性心血管疾病**（某些心律不整、心肌梗塞、中風）、**惡性度高的腫瘤**（胰臟癌、肺小細胞癌）等。這些疾病發病後有些很快就**自然痊癒**（感冒）、**很容易被治療治癒**（急性扁桃腺炎）、**很快有生命危險**（心律不整）或**進入不可痊癒點**（肺小細胞癌）。

最適宜做健康檢查的是第二類疾病，就是存在早期診斷早期治療的機會！

有些惡性腫瘤若篩檢時間點得宜（有運氣成分），就有機會及時受到治療而痊癒，例如下列癌症的初期：**鼻咽癌、甲狀腺癌、乳癌、胃癌、大腸直腸癌、肝癌、子宮頸癌或攝護腺癌**等。

五、症狀前期。

我們用來找出無症狀疾病的方法，稱為「篩檢工具」，篩檢工具可以找到疾病的時間點一直到症狀出現前的這段時間間隔，稱為

【圖二】不同疾病的症狀前期

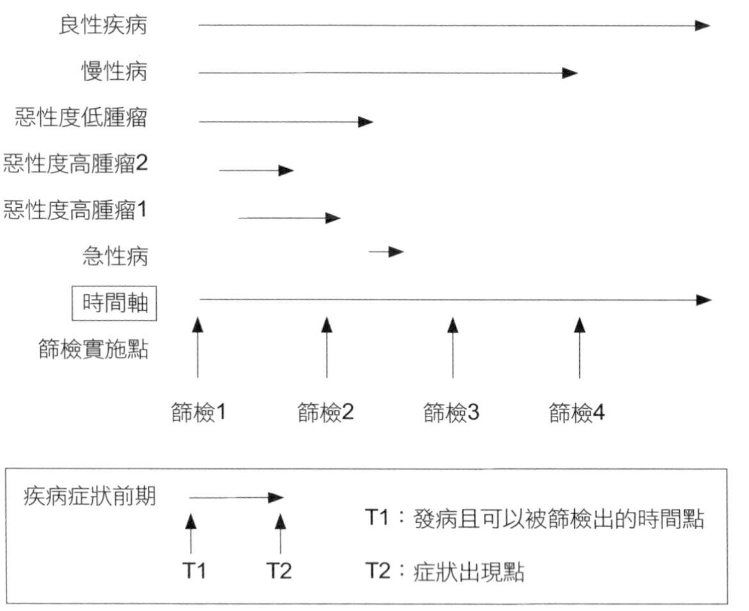

「症狀前期」（Preclinical period或Preclinical phase of disease）。**症狀前期越長，疾病越良性，越有利於疾病篩檢。**（見【圖二】）

高血壓是一個沒症狀的疾病，但很早就可以用**血壓計**篩檢出來，而高血壓發展到心肌梗塞或中風可能長達10～20年，所以有很多機會可以早期診斷出高血壓。（【圖二】中的**慢性病**）

剛剛提到過的**子宮頸原位癌**，很早期就可用抹片檢查找出異常，然後幾乎100%可以透過手術治療而完全痊癒。（【圖二】中的**惡性度低腫瘤**）疾病出現到症狀出現前的時間間隔長達6～10年，所以早期有很多機會可以被篩檢出來。

較惡性的肝癌可以在六個月內由直徑1公分長到3～5公分，所以能否被早期發現可能要靠**密集篩檢**或**運氣**。（【圖二】中的**惡性度高腫瘤**）

有些疾病的症狀前期就很短，例如**急性傳染病**（水痘、急性扁桃腺炎、盲腸炎），罹病幾小時後就出現明顯症狀，所以病患都是立刻就醫，幾乎不會在健檢時才被檢查出來。（【圖二】中的**急性病**）

【圖三】不同疾病的無法治癒時間點與症狀出現點的關係

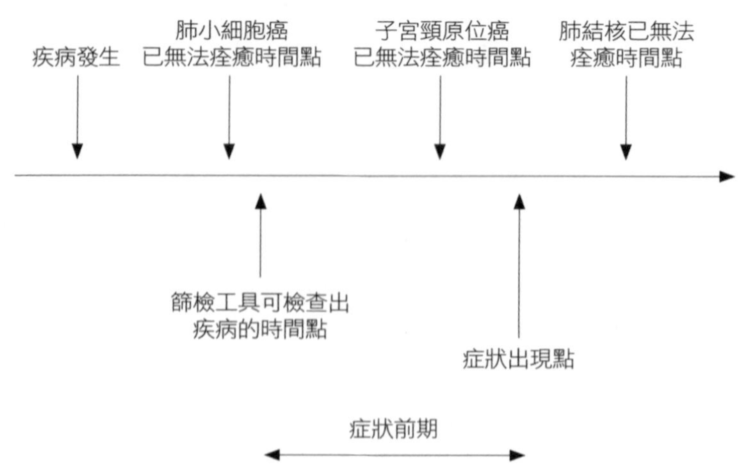

我們得到一個結論：症狀前期越長的病，越適合作為健康檢查的項目。

但這裡必須強調一點，不是每個疾病的**症狀出現點**與**不可治癒點**的關係都和【圖三】的子宮頸原位癌相同，**很多疾病即便出現症狀還是可以被治癒**（例如圖三中的肺結核），**或者雖然沒有症狀卻已經進入不可治癒期**（【圖三】中的肺小細胞癌）。

健康檢查不是臨床診斷，關心的是還沒出現症狀的疾病，所以預設出現疾病後，病患會自行就醫。而現實生活中，很多不舒服的症狀常常已經出現很久，民眾卻仍然可以忍耐好幾個月或一年才來做「全身健康檢查」，就是做一個清倉的動作。

六、疾病篩檢的時間點。

健康檢查若施行在「發病」到「症狀前期」之間根本沒用，因為超過這個工具的篩檢能力，所以並不會出現異常的健檢報告**（【圖四】中的篩檢點1）**。例如肺部出現0.2公分的惡性腫瘤，其實已經有10^7顆（一千萬顆）癌細胞，也**已經開始轉移，但目前沒有任何工具可以找到這個小腫瘤，這就是癌症可怕的地方。**（等到這顆腫瘤長到1公分，可以在影像上被察覺出來時，癌細胞已經增加到十億顆了。）

若施行篩檢的時間剛好在症狀前期，就可以順利找到疾病，但重點是：這個時間點是在**「無法痊癒時間點」**之前或之後？若

【圖四】篩檢時間點與無法治癒時間點的關係

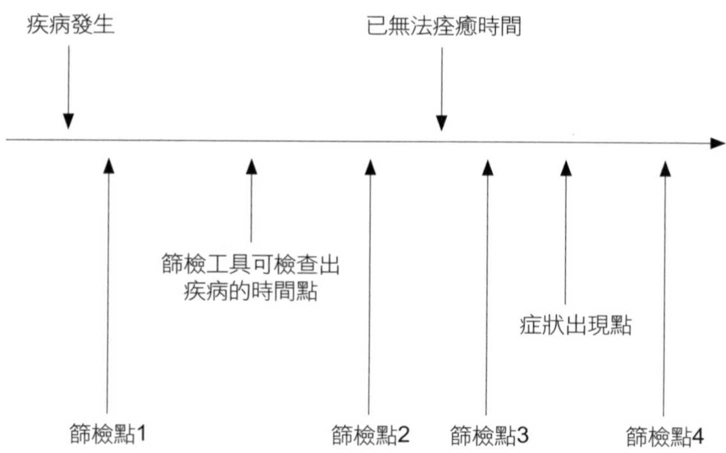

篩檢施行在無法痊癒時間點之前，則完美達到早期診斷、早期治療的目的（**【圖四】中的篩檢點2**）；若施行在無法痊癒時間點之後（**【圖四】中的篩檢點3、4**），則完全白費工夫，即便在症狀未出現之前，還是無法治療。

疾病篩檢並不是只做一次就可以了，而是需要反覆施行。兩次篩檢間隔若是太長，可能就會錯過最佳的治療時機。

【圖五】用敏感性不同的篩檢工具，得到的症狀前期也不同

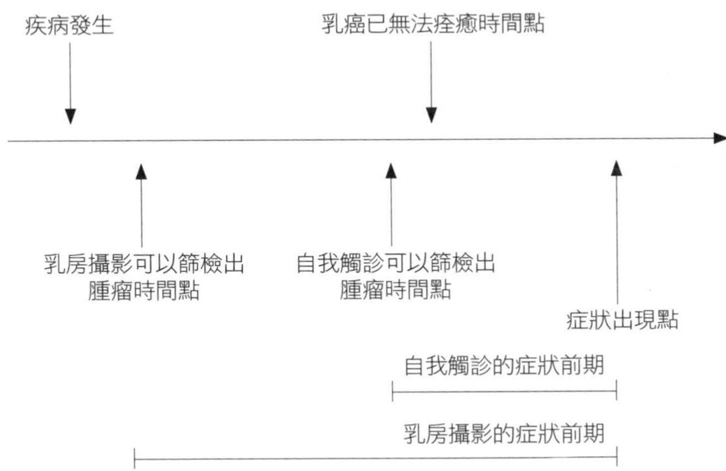

七、用不同的篩檢工具，可以改變「症狀前期」的長短。

對乳癌篩檢而言，靠女性自我觸診乳房，多半只能找到2公分以上的腫瘤，這時幾乎無法改變乳癌的死亡率；而透過乳房攝影，則可找到0.5公分以上的腫瘤或特殊鈣化病變，**提早發現腫瘤，就擁有較長的症狀前期**，所以提高了治癒的機會。（見【圖五】）

健康檢查要找「敏感性較高」（High sensitivity）的篩檢工具，才能讓症狀前期更長，找到更早期的疾病。（敏感性的說明在本書Chapter 11會詳述。）

Chapter **10**

篩檢的寓言故事

花生工廠的困境

好吧，就讓這個故事發生在東漢末年好了。

南陽花生廠的**諸葛菲特**老闆，每次都要為收購而來的花生原料大傷腦筋，因為裡面有太多的沙子、小石頭及土塊，無法直接加工製成成品。**幾乎每100顆花生原料，就混雜100顆沙石**。每次購進花生原料後，都要請工人花很多時間把這些雜質清除。但是人工揀除雜質非常浪費時間，每個人的細心程度也不一，成效不好，更造成了大量的人事費用支出。

靈機一動：第一個篩網

但諸葛菲特畢竟是諸葛孔明的堂弟，不是省油的燈，所以諸葛老闆很快想到一個解決方法，就是將花生倒在網子上，然後左右搖晃後，沙子和小石頭就掉下去了，於是花生裡的雜質大幅減少了。諸葛老闆覺得這個方法很好，為了更方便使用，就把網子裝在木框中，製造出一個工具叫做篩網，用來篩出沒用的沙子和小石頭，留下可以用的花生。

篩檢的基本概念就是利用一個工具分開想要與不要的東西。

加強效果反而增加損失：第二個篩網

剛開始，這個新發明帶來很大的方便，但並不是很完美，因為還是有20%的小石頭篩不掉，所以還是要再請工人用手揀除殘餘的小石頭。於是諸葛老闆想到另一個方法：何不把網孔加大，較大顆的石頭就可以通過網孔被篩除！

所以諸葛老闆又製造了一個較大網孔的篩網來篩選花生，結果發現，半大不小、很難用手揀除的石頭大部分都被篩掉了。但是，很多小粒的花生也通過網孔掉下來了，而且平均每100顆花生最後留在篩網上的有70顆，其餘30顆小花生會跟著石頭被篩掉，還是要再用手揀回去。雖然約99%的沙子及小石頭都被篩掉了，但比花生大的石頭還是要用手揀除。而且因為篩檢花生的工人偷懶，所以被篩掉的小花生就被丟棄了，損失很大。

試驗與妥協：第三個篩網

於是諸葛老闆再度製造第三個篩網，網孔比第一個篩網大，但比第二個篩網小。諸葛老闆再度拿去篩選花生，結果發現篩出去的沙子及小石頭比第一個網子多，但比第二個少（篩出95%的沙石），而每100顆花生中，不小心被篩出去的小花生也只剩5顆。後來，諸葛老闆就決定用這個網孔大小的篩網來篩選花生，省下很多人力，也減少了被誤篩出花生的百分比。工廠效率增加後，業績開始蒸蒸日上。

篩選芝麻粒竟然不費吹灰之力

諸葛老闆賺了錢之後，又開了麻油工廠，需要買進很多**芝麻**原料，所以同樣有雜質的問題，但雜質只有非常大的石塊。於是他又製造了一個芝麻剛好可以通過的篩子，試用結果，幾乎98%的芝麻都可以被篩出利用，大石塊全部被篩子擋住。非常快就解決了芝麻篩選的問題。

加入第二種方法提高篩選效率及正確性

諸葛老闆還是很關心花生的篩檢問題，因為他想開發花生油的事業。但榨花生油完全不容許有任何雜質存在，雜質會污染花生油

【表一】南陽花生公司篩選花生的實驗

	留下的花生	留下的沙石	誤篩出的花生	篩出沙石
細孔第一篩網	99	20	1	80
大孔第二篩網	70	1	30	99
中孔第三篩網	95	5	5	95
水加第三篩網	99	1	1	99

造成變質，也會弄壞石磨。後來，某天有位從絲路來的朋友帶來一本西域奇書，裡面提到一位叫做**阿雞米得**的先生，竟然在洗澡時發現浮力的原理。好學的諸葛老闆靈機一動，先用中網孔的篩網將花生中的沙子土粉篩出後，再將花生丟入大水缸中，絕大部分的花生都浮在水面，石頭幾乎都沈到水裡了，於是諸葛老闆就得到幾乎無雜質的花生原料，花生油的品質也一級棒，變成了一位大富翁。

從篩選花生到篩檢疾病

從這個故事我們學到幾件事：

篩檢

從一堆混亂的事物中分離出我們想要的東西，叫做篩檢。故事裡想留下來的是花生或芝麻，不要的是雜質。若我們想要從沒症狀的人中找出**疾病**，這個過程就叫做**健康檢查或疾病篩檢**。

工具

篩檢東西需要工具，工具可以是人或者是器械。故事中的工人、篩網及一缸子的水都是篩檢工具。在疾病篩檢的過程中，**醫師及檢驗儀器**就是篩檢工具。

篩檢工具可以留下想要或不想要的東西：篩掉沙子留下花生在網子上，或篩下芝麻留下大石塊。**健康檢查工具可以發現疾病，也可以告訴我們誰沒生病。**

篩檢標準

既然要篩檢東西，就要**設立標準**。故事裡網孔大小不同的篩網，可以留下或篩出的東西百分比都不同。在健康檢查中，**設立的標準值不同，就會影響檢查報告正常或異常的判讀，也同時造成了誤差：有些有病的人不會被檢查出來，有些健康的人會被當作有病。**

多次試用不同網孔大小的篩網，最後才能選到一個較滿意的篩子：**所以標準值不是絕對的，是多次試驗及考慮成本效益下的妥協答案。**

篩檢正確性

篩檢工具及設立標準不可能盡善盡美，所以有可能會篩掉我們不想丟掉的，或留下我們不想要的。故事裡我們想要的是花生芝麻，不要沙子石頭，但我們無法留下所有的花生芝麻，也無法篩掉所有的沙子石頭。

我們看【表一】，用第一個花生篩網篩選花生後，留下的花生百分比佔99%，這叫做這個篩網的**敏感性（想要的東西被留下來的百分比）**；砂石80%被篩掉，叫做這個篩網的**特異性（不想要的東西也真的被篩掉的百分比）**。

不想要的大石頭20%被留下來，我們稱為這個篩網的**偽陽性（不想要的東西被留下的百分比）**；誤篩掉小花生的百分比是1%，這叫做篩網的**偽陰性（想要的東西卻被篩除的百分比）**。

篩檢的良率

以第一篩網的良率來看，每篩選一份各含100顆花生及沙石的原料中，留在篩網的花生為99顆，沙石為20顆；篩出的花生為1顆，沙石為80顆。

以留在篩網原料的良率來說為：99/(99+20)=83.19%

以篩出雜質的良率來說為：80/(81)=98.76%

不同篩網的良率如【表二】，不用浮力原理前，篩選原料的良率最差的為第一篩網，但雜質良率最佳，而篩選原料的良率最好的為第二篩網，但雜質良率最差，第三篩網得到折衷的結果。加入浮力原理同時改良了原料良率及篩出雜質良率。

除非加入別的篩選手段，否則為了篩出雜質的良率，就會犧牲到原料的良率；為了原料的良率，就會犧牲到篩出雜質的良率。

【表二】南陽花生公司用不同篩網的篩選良率

	篩選原料良率	篩出雜質良率
第一篩網	83.19%	98.76%
第二篩網	98.59%	76.74%
第三篩網	95%	95%
水加第三篩網	99%	99%

如果把篩選花生的概念用在疾病篩檢，常用的名詞如下：

一、用在篩檢疾病正確性的名詞

生病的人也被工具判斷為**有病**的百分比叫做工具的**敏感性**。

沒病的人也被工具判斷為**沒病**的百分比叫做工具的**特異性**。

沒病的人卻被工具判斷為**有病**的百分比叫做工具的**偽陽性**。

生病的人卻被工具判斷為**沒病**的百分比叫做工具的**偽陰性**。

二、用在篩檢疾病良率的名詞

工具**判斷為有病**而且也**真的生病的人**的百分比叫做工具的**陽性**

預測值。

工具判斷為沒病而且也**真的沒病的人**的百分比叫做工具的**陰性預測值**。

篩檢對象決定篩檢結果

故事中，花生原料存在太多的雜質，所以不論用什麼大小的篩孔，都很難達到盡善盡美；但芝麻的原料卻很容易就找到好的篩選工具。**所以工具是有局限性的，原料的品質也決定了工具效能。**

同理，**很多疾病的特質已經決定了健康檢查工具的效能及局限**。舉例來說，子宮頸癌篩檢有抹片檢查這種很好的工具，而肺癌篩檢仍付之闕如。

輔助工具可改善篩檢工具的效能

故事中因為篩網的效能有局限，所以引進浮力原理解決了大部分的雜質。**當一個健康檢查工具不能完美時，可以結合多種工具來解決工具敏感性及特異性的問題**。例如利用糞便潛血篩檢大腸癌有其局限，若加用大腸鏡檢查就可以大幅改善糞便檢查之不足，甚至取而代之。像篩選花生時，利用浮力原理幾乎可以取代篩網的功能！

篩檢工作永遠無法排除人為的干擾

人的最大功能就是可以補救篩選工具的缺失，所以誤篩掉的小花生及不要的大土塊都還可用人工揀回及揀出。**人的經驗及思考，也可以選擇及重組篩檢工具，篩檢工作才能不斷精進。**

醫師在健康檢查的過程就是扮演這樣的角色，檢查工具是死的，還要靠專業知識才能發揮最大的效能。**當然人也經常是誤差的來源，尤其是未經過訓練的人或立場不客觀的人！**

要不要花3000萬美金買0.9%良率及時間

當時空轉換到2009年，南陽花生公司第72代傳人**諸葛蓋茲**，已經將南陽花生公司轉型成跨國企業孔明食用油集團，公司還是沿用傳統的篩選花生方法，可以篩掉99%的雜質，但隨著業務越來越龐大，篩選花生需要的人力又漸漸增多，交貨的時間也漸漸延長。

某天有人來推銷一部新型機器，可以利用紅外線掃描及機器手臂**去除99.9%的雜質**，既快速又準確，完全不需要人工，**原來一星期的篩選工作，現在只需兩天。**但這部機器造價及維修費用非常高昂，要3000萬美金。當這部高科技機器故障時，維修時間約需2週，每次維修費則要10萬美金。因為機器是新的，所以**故障頻率不明**。

諸葛蓋茲陷入長考，到底該不該花這筆錢？

Chapter 11

篩檢工具的正確性

什麼是正確率或準確率？

媒體經常出現以下報導：

「某某醫院引進某新的儀器用來檢查腦瘤，『正確率』高達96%，真是醫學上的一大進步。」

「正確率」這個名詞本身就很「模糊」，所以下面進入頭痛時間，告訴大家工具的正確性該如何描述。

篩檢工具本身還有信度跟效度的問題，為了避免大家失去讀本書的興趣，就不在這兩件事上大作文章。

篩檢「正確性」的名詞解釋

【表三】某族群疾病狀態與檢查結果的分佈

	D (+)	D (–)
T (+)	a	b
T (–)	c	d

D：disease 疾病 **T：test 檢查報告**

T (+)：檢查報告為陽性 T (–)：檢查報告為陰性

D (+)：有病 D (–)：沒病

a：有病且檢查報告為陽性的人數

b：沒病但檢查報告為陽性的人數

c：有病但檢查報告為陰性的人數

d：沒病且檢查報告為陰性的人數

我們都希望是a或d的狀況，**亦即有病時，報告就說我有病，沒病時，報告就說我沒病**，就是希望報告是可信的！

名詞解釋

Sensitivity：**敏感性**a/(a+c)，有病的人檢查後結果顯示為有病的**百分比（或機率）**。敏感性也常稱為**敏感度**，也可以稱為**真陽性**（True positive）。

Specificity：**特異性**d/(b+d)，沒病的人檢查後結果顯示為沒病的百分比。特異性也可以稱為**真陰性**（True negative）。

False positive：**偽陽性**b/(b+d)=1–Specificity（即1–特異性），沒病的人檢查後結果顯示為有病的百分比。

False negative：**偽陰性**c/(a+c)=1–Sensitivity（即1–敏感性），有病的人檢查後結果顯示為沒病的百分比。

Positive predictive value（PPV）：**陽性預測值**a/(a+b)，檢查報告為顯示有病而實際上真的有病的百分比。

Negative predictive value（NPV）：**陰性預測值**d/(c+d)，檢查報告為顯示沒病而實際上真的沒病的百分比。

簡單的說，敏感性、特異性、偽陽性及偽陰性都是以**疾病有無**為分母；陽性及陰性預測值則是以**報告陽性陰性**（異常正常）為分母。

工具正確性的描述

敏感性：例如100個有子宮頸原位癌的人接受傳統抹片檢查，

如果60個人呈現異常，那抹片檢查對子宮頸原位癌的敏感性就是60%（60/100）。

同一個工具對同一疾病的敏感性並不是絕對的，舉例來說，腹部超音波對於0.8公分的肝腫瘤與6公分的肝腫瘤敏感性就不一樣，前者還是有機會不小心沒被檢查到，或是超音波無法顯像而判為正常；後者則太容易看到了，敏感度幾乎可以達到百分之百，但看到6公分腫瘤時已經錯過最佳治療時機。**我們希望增加工具對於「早期」疾病的敏感性，當出現臨床症狀或超過無法痊癒的時間時，篩檢工具就失去價值了。**

偽陰性：剛剛上面那個例子中，有40個人明明有子宮頸原位癌，報告卻顯示正常，所以我們說這個抹片檢查對子宮頸原位癌的偽陰性為40%（40/100）。

我們假想下列情況：這40個人如果就安心以為沒病，再也不檢查，則幾年後這些人將死於子宮頸癌；但是若這40個人明年又做抹片檢查，則因為抹片檢查的敏感性約60%，所以理想上，第一年偽陰性中的24個人（40×0.6=24）在隔年第二次檢查就會被篩檢出來！只剩下16個人（100–60–24=16）連續兩次被誤判。所以我們發現，只做一次抹片的敏感性為60%，連做兩次就提升到84%，如果再做第三次，敏感性可以提升到93.6%。（這100個有子宮頸癌的人，第一年被找出60人，第二年又找出24人，第三年又找出9.6人。）

這是為什麼重要的健檢不可以只做一次，**「重複篩檢」可以彌補敏感度不足帶來的遺憾！**

另外，同時做幾種相關的檢查，也可以彌補單項檢查敏感度不足的缺點：例如要評估大腸腫瘤的可能性，只做癌症指標**CEA癌胚抗原**敏感度不足（即便標準值設為2.5ng/dL以下，對第一期及第二期的大腸癌篩檢的**敏感性都不到30%**），所以加上糞便潛血或大腸鏡檢查，就比較不會出現偽陰性的情形。事實上直接選擇大腸鏡就好，因為它是敏感度最高的工具，而且可以做切片及治療。

特異性：例如磁振造影MRI檢查100個腦部正常的人，結果有99個人的報告為正常（陰性），1個人疑似有腦瘤，這時候的特異性就是99%（99/100）。

偽陽性：上面這個磁振造影的例子中，有1個人明明是正常，卻被誤判為有腦部腫瘤，所以我們說磁振造影篩檢腦瘤的偽陽性為1%（1/100）。

世界上有完美的健康檢查工具嗎？

完美的健檢工具應該是敏感性100%且特異性也100%（就是上面的表格中b與c皆為0），但世界上會有這種完美的工具嗎？

實際上，當一個工具的敏感度越高（a值越高），偽陽性就會越高（b值越高）。

用生活上的例子來說，**當警察抓到越多的壞人，錯抓好人的機會也相對提高。**

真正的工具敏感性很難估計

我們看到的【表三】是一個理想狀態，表示這個檢查工具之外，後面還有一個「太上皇」診斷或所謂的「黃金診斷」可以知道每一個人的疾病真實情況，不然**我們哪裡知道有病又沒被檢查出來的人數（c）有多少？**

花生和沙石很容易用眼睛分辨，**而疾病的分界經常曖昧不明。**

實際上就算用正子造影、磁振造影或切片檢查，都還是會產生誤差。

所以你必須記住這一句話：

本書後面出現的每一種檢查方法的敏感性都不可能是定值，只是一個範圍，而且還會繼續被修正。

很多篩檢方法的敏感性早期都被過度誇大，當越來越多相似的研究或黃金診斷出現，敏感性的數值才會慢慢可信！

標準設立的不同也會影響到檢查的準確性

以虛擬的社會福利政策為例

一、嚴格手續下的低收入戶補助發放情況

政府為了救濟低收入家庭，規定接受補助者**需要四種文件證明**，才能順利得到補助。

一開始希望把有限的資源有效利用，不要便宜了假的低收入戶，但政策剛推行時，我們發現領到補助的貧困家庭資格都正確，但申請補助的人數卻非常少！

因為手續太過繁瑣，很多低收入戶都得不到補助。但收入正常者幾乎沒機會作假得到這個補助。接受補助狀況結果如【表四】：

【表四】申請條件嚴格下，低收入戶接受補助的情況

	低收入戶	正常收入
得到補助	30	1
得不到補助	70	999

敏感性低：低收入戶得到補助的百分比低。（30/100＝30%）

偽陰性高：因為規定太嚴格，真正的低收入戶還是有七成得不到補助！（70/100＝70%）

特異性高：收入正常者幾乎都不會來申請。（999/1000＝99.9%）

偽陽性低：收入正常者裝窮人得到補助的機會很低。（1/1000＝0.1%）

二、寬鬆手續下的低收入戶補助發放情況

但多看新聞就知道，當很多低收入戶拿不到補助時，民意代表會向政府施壓，要求手續簡化或標準放寬。政府受不了民意的壓力，而且希望加快政策的推行，只好簡化認證手續。這時低收入戶受到補助的比例上升；但是有些收入正常的人會混水摸魚，利用手續上的漏洞來詐領補助。放寬申請條件後，結果如【表五】：

【表五】申請條件寬鬆下，低收入戶接受補助的情況

	低收入戶	正常收入
得到補助	70	30
得不到補助	30	970

敏感性增高：低收入戶得到補助的百分比增高。（70/100＝70%）

偽陰性降低：得不到補助的低收入戶百分比下降。（30/100＝30%）

特異性降低：收入正常者且不去詐領補助者減少。（970/1000=97%）

偽陽性增高：收入正常卻詐領補助成功者增多。（30/1000＝3%）

三、以發放補助「正確性」來看

手續嚴格時，發放的補助金有30/31（**陽性預測值96.77%**）正確發給低收入戶，只有3.23%被詐領。

手續寬鬆時，發放的補助金有70/100（**陽性預測值70%**）正確發給低收入戶，而有30%被詐領。**手續寬鬆得到低收入戶受補助者百分比增高的好處，卻付出發放正確性下降的代價！**

以攝護腺癌篩檢為例

為了找到沒症狀的攝護腺癌，有些專家建議用**攝護腺特異抗原**PSA做篩檢工具，當**攝護腺癌**出現時或者**攝護腺肥大**時，PSA值都有可能會升高。（若我們篩檢的目的是為了找到攝護腺癌，但沒攝護腺癌的人因攝護腺肥大或者根本沒病卻出現PSA值升高就算是**偽陽性**。）

一、PSA**正常值設在**4ng/mL **以下，寬鬆的標準**

若我們定PSA4ng/mL以下為正常值，超過4ng/mL的人就有得到攝護腺癌的可能，而必須再做攝護腺超音波檢查，也就是要再多一份醫療支出及擔心受怕一陣子。某家醫院用PSA篩檢攝護腺癌的結果如【表六】：

【表六】PSA正常標準設於4 ng/mL 以下的篩檢結果

	有攝護腺癌	沒攝護腺癌
判斷陽性PSA>4ng/mL	20	60
判斷陰性PSA≦4ng/mL	80	940

敏感性低：很多有攝護腺癌的病患PSA根本不到4ng/mL以上，所以100個患者只有20個被篩選出來，接受了進一步的檢查（20/100＝20%）。

偽陰性高：PSA值4ng/mL以上才視為陽性，導致80%（80/100＝80%）的病人被視為陰性，拿到一份正常的報告放心地回家了。運氣好的人明年再做檢查被查出問題；運氣不好的人，等不到明年就癌症擴散全身了。

特異性高：沒攝護腺癌的人報告幾乎都是陰性（940/1000＝94%）。

偽陽性低：沒攝護腺癌的病人，只有6%必須接受複檢（60/1000＝6%）。

【圖六】顯示沒攝護腺癌的正常人還是有一部分人PSA數值很高，所以這些人就落在偽陽性區（淺灰色區）；有攝護腺癌的人有很多的人數值還是小於4ng/mL，所以這些人就落在偽陰性區（深灰色區）。

【圖六】PSA正常值設於4ng/mL以下時的偽陽性與偽陰性分佈

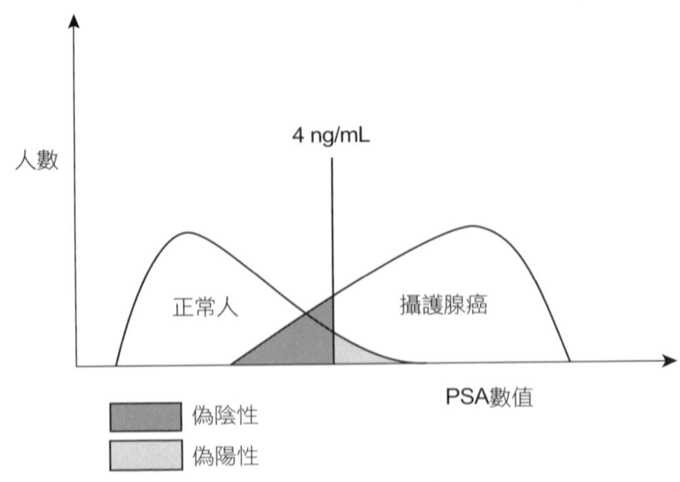

PSA標準值設定4ng/mL以上才算異常，**敏感性低到不值得當作篩檢工具，病患做不做這篩檢都沒差，因為八成有癌症的人檢查不出來。**就好像法官認定性騷擾的條件太嚴苛（例如色狼襲胸要60秒以上才成立），以至於很多色狼沒被定罪，繼續逍遙法外或繼續犯罪。

二、PSA正常值設在1ng/mL以下，嚴格的標準

若我們重新定義，PSA值1ng/mL以上就算異常，得到的結果如【表七】：

【表七】PSA正常標準設於1ng/mL以下的篩檢結果

	有攝護腺癌	沒攝護腺癌
判斷陽性PSA>1ng/mL	80	600
判斷陰性PSA≦1ng/mL	20	400

敏感性增高：攝護腺癌的病患80%都被找出來了。

偽陰性降低：標準值更嚴格後，偽陰性大幅下降到20%。

特異性大幅降低：沒攝護腺癌的人報告為正常的百分比竟然不到一半。（400/1000＝40%）

偽陽性也跟著大幅提高：沒攝護腺癌的病人，竟然有60%（600/1000）都必須複檢，不但白花錢，還要飽受虛驚。更重要的是，絕對人數是600人，**付出的社會代價有多高！**

【圖七】代表PSA正常值設定為1ng/mL時，有攝護腺癌的人偽陰性下降（深灰色面積和【圖六】相比變小），提升了篩檢敏感性；但偽陽性明顯升高！（淺灰色面積大於【圖六】。）

【圖七】PSA正常值設於1ng/mL時的偽陽性與偽陰性分布

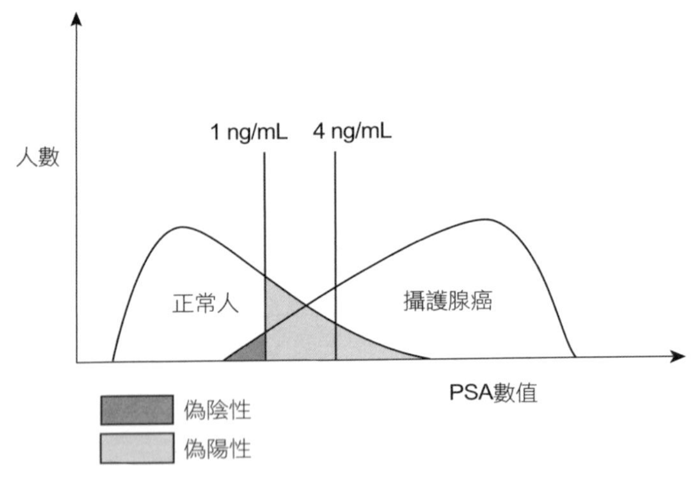

我們得到幾個結論：

一、健檢報告上的「健康」與否並不是一件絕對的事，受到標準值設定點的影響。所以不論血壓、血糖、血脂肪、體重、腰圍等很多健檢項目，都受到標準值的訂定而牽動。所以專家或醫療院所訂定標準值必須很慎重。**民眾只要發現健檢報告有異常值，不必自怨自艾或感到恐慌，應該跟醫師討論這個數值在臨床上是否很有意義？**

即便像是PSA這種常在健檢項目出現的癌症指標，若以4ng/mL以上當異常值，其敏感性的研究結果範圍很大，從29%到80%都有；陽性預測值也只有約28～35%。所以我們應該再考慮以其他的工具來提高敏感性，例如用**游離與全量攝護腺特異抗原比值（F/T ratio，Free-to-Total Prostate-Specific Antigen Ratio）或攝護腺超音波檢查**，但是又會增加不少費用。這待我們在Chapter 17及Chapter 28介紹癌症指標時會再詳述。

二、改變了標準值雖然**提高了敏感度**，卻讓太多正常的人落入生病的假象（**偽陽性大幅增加**）。偽陽性這些人不但要花很多時間及金錢複檢，更重要的是以後可能一直會有罹患癌症的陰影，每天擔心害怕。**選擇健檢的工具十分重要，若選到不好的工具，怎麼修改標準值都沒用，花了大錢帶來的只是無窮的災難！**

篩檢結果正確性如何影響受檢者的篩檢效益

做健康檢查對我們個人到底有什麼影響？

一、你完全不想做健康檢查的基本狀況：

疾病狀態：可能沒病、有不重要的病、有可以早期治療的重大疾病或有不治之症。

經濟狀況：還沒付出時間跟金錢。

檢查前你和醫療機構沒有任何關係，也就是說生病與否順其自然：

1、如果你一直沒病或只有腳趾縫脫皮（足癬），你的金錢和休假應該是拿去吃東西或旅行，得到快樂。

2、如果你有高血壓，12年後你去吃東西或旅行時發生腦中風，終生殘障。

3、如果你有12公分的肝癌，都還沒花到錢也沒等到休假，死亡。

二、那如果你花了錢及時間去做健康檢查呢？

我們配合【表八】來分析下列情況：

1、本來就沒病或只有腳趾脫皮，你花了一筆錢，利用休假去做健康檢查，報告一切正常，所以**得到一本精美的健檢報告，有一種失落感。（F.真陰性或D.偽陰性，不影響死亡率）**

2、本來就沒病或只有腳趾脫皮，你花了一筆錢，利用休假去做健康檢查，報告說你可能**肝臟有兩顆腫瘤，無法確定是否為肝癌**。只好請假花錢看醫師，然後排了一次肝臟磁振造影，再請假去看報告。結果為**良性血管瘤**。你除了得到一本精美的健檢報告以外，還多花了三天去看門診及報告，請三天假還花了交通費。**心情很不愉快，但人還是活得好好的。（C.偽陽性）**

3、本來有0.8公分初期乳癌，妳花了一筆錢，利用休假去做健康檢查，**乳房攝影報告說妳可能有初期乳癌**。於是妳趕快請假住院動了手術，後來繼續做了半年的化療，花了不少錢也停止工作約三個月，但連續追蹤五年後都沒有癌症復發的現象。**做了健康檢查及動手術治療雖然用了不少時間及金錢，換來了健康，心情非常愉快。（A.真陽性，死亡率降低）**

4、本來有0.8公分初期乳癌，妳花了一筆錢，利用休假去做健康檢查，**乳房攝影報告說妳完全正常**。妳就得到一本精美報告回家了，然後計畫再存一筆錢準備下次休假旅行去。結果十個月後，乳頭出現粉紅色分泌物，妳趕緊到乳房外科就診，醫師說乳房已經有一顆3公分的腫瘤，腋下淋巴結也有轉移的現象。妳只好住院動手術及接受化療，但一年後醫師發現已經有骨骼轉移，情況很不樂觀。**於是妳憤而向健檢中心提出告訴。（E.偽陰性，可早期治療的惡性疾病）**

5、本來有個3公分的胰臟癌，你花了一筆錢，利用休假去做健康檢查，結果正子造影顯示**你有一顆3公分的胰臟腫瘤**。於是你接受醫師建議趕快到肝膽腸胃科就診。醫師切片檢查後判斷真的為**胰臟癌**，因為腫瘤位置無法手術切除，只能做化學治療，可是復發率極高。後來你接受了化療，但五個月後出現嚴重黃疸的現象，醫師做超音波診斷為胰臟腫瘤堵塞總膽管出口，情況很不樂觀。**你很哀怨，因為做了檢查也沒用！（B.真陽性，不影響死亡率）**

6、本來有1公分肺小細胞癌，你花了一筆錢，利用休假去做健康檢查，結果**胸部X光顯示肺部完全正常**。於是你就得到一本精美報告回家了，然後計畫再存一筆錢準備下次休假旅行去。結果七個月後出現嚴重頭痛的現象，醫師診斷為肺腺癌加上腦部轉移，**情況很不樂觀。於是你憤而向健檢中心提出告訴。（D.偽陰性，不影響死亡率）**

【表八】篩檢正確性及疾病嚴重度對受檢者的影響

篩檢結果與疾病狀態	篩檢效益
A.真陽性，死亡率降低	效益最大
B.真陽性，不影響死亡率	效益存疑
C.偽陽性	效益存疑，蒙受輕微損失
D.偽陰性，不影響死亡率	效益存疑
E.偽陰性，可早期治療的惡性疾病	蒙受重大損失
F.真陰性	效益存疑

我們由【表八】做一下總結：

真陰性或不影響死亡率的偽陰性（F及D），做健康檢查效益存疑，但只損失了健檢的時間及金錢。（範例中沒病或沒被注意到的腳趾脫皮。）

無法治癒的惡性疾病出現真陽性，其實也是**等於不影響死亡率的真陽性（B）**，所以做健康檢查效益存疑，但只損失了健檢的時間及金錢。（範例中被找到的胰臟癌例子。）

治療後可以降低死亡率的真陽性（A），做健康檢查**效益最高**。（範例中乳癌被早期發現的例子。）

本來可**早期治療降低死亡率的惡性疾病出現偽陰性**時（E），不但賠上金錢和時間做檢查，還喪失了治癒機會，**蒙受損失最大**。多半會發生醫療糾紛。（範例中乳癌卻被誤判為正常的例子。）

偽陽性做健康檢查效益存疑（C），損失了健檢及再度檢查的時間與金錢，及蒙受疾病的陰影。但畢竟不影響生命，所以**蒙受損失小**。（範例中肝臟血管瘤的例子。）

無法治癒的惡性疾病出現偽陰性等於**不影響死亡率的偽陰性（D）**，和出現真陽性一樣，最後一定會死亡，客觀上只是損失提早知道診斷的機會，**其實並沒有健康上的損失**，所以健康檢查效益存疑。但**在情感上，這位顧客一定無法接受這個事實，因為早期發現就可早期治療是大家根深柢固的觀念**，所以還是會發生醫療糾紛。（範例中沒在健檢時被發現的肺小細胞癌。）

早期發現早期治療是一句文字陷阱：因為治療不等於治癒！

Chapter **12**

健檢報告的可信度

我們在上一個章節一直在討論**「健檢工具」**的敏感性，但大家記住，當你拿到一份**「健檢報告」**時，你應該關心的是：**檢查項目報告是陽性時就真的有病嗎？檢查報告是陰性時就真的沒病嗎？**

受檢民眾做完檢查後，最需要關心的是，**這份報告到底準不準？**所以**報告的可信度**，要以**「陽性預測值」**與**「陰性預測值」**來評估！

陽性預測值就是我拿到報告顯示為陽性（異常）時，而真正有病的機率。

陰性預測值就是我拿到報告顯示為陰性（正常）時，而真正沒病的機率。

陽性預測值及陰性預測值越高的健檢報告才能令人信任，太高的偽陽性及偽陰性都會帶來極大的災難！但上一章結尾談到篩檢結果的正確性和受檢者的篩檢效益中提到，**影響最大的還是有病的情況**：發現可早期治療而降低死亡率的重大疾病效益最大，但出現偽陰性時損失最大。

【表九】某族群疾病狀態與檢查結果的分佈

	D (+)	D (–)
T (+)	a	b
T (–)	c	d

貝氏定理（Bayes' theorem）

詳細公式推論見本章附錄

P (D+/T+) ∝ P (D+) x P (T+/D+)
（陽性預測值）正比於（疾病盛行率）x（篩檢工具的敏感性）
（事後機率）（事前機率）（概似方程式）

P (D–/T–) ∝ P (D–) x P (T–/D–)
（陰性預測值）正比於（無疾病盛行率）x（篩檢工具的特異性）

名詞解釋

機率P＝Probability

a：有病且檢查報告為陽性的人數。

b：沒病但檢查報告為陽性的人數。

c：有病但檢查報告為陰性的人數。

d：沒病且檢查報告為陰性的人數。

陽性預測值P (D+/T+) = a / (a+b)。

報告為陽性時（a+b，就是報告顯示為異常），真的患病（a）的機率。又稱為**事後機率**。

疾病盛行率P (D+) = (a+c) / (a+b+c+d)。

族群（a+b+c+d）罹患某疾病（a+c）的機率。又稱為**事前機率**。

敏感性P (T+/D+) = a / (a+c)。

用某工具篩檢疾病，真正有病的人（a+c）報告也是陽性（a）的機率。又稱為**概似方程式**。

陰性預測值P (D–/T–) = d / (c+d)。

報告為陰性時（c+d，就是健檢報告顯示為正常時），真的沒病（d）的機率。

無疾病的盛行率P (D–) = 1 - P (D+) = (b+d) / (a+b+c+d)。

族群沒罹患某疾病的機率。

特異性P (T–/D–) = d / (b+d)。

用某工具篩檢疾病，沒病的人（b+d）報告也是陰性（d）的機率。

貝氏定理是機率學上的一個定理，運用在疾病篩檢時，主要是說，**健檢報告顯示「有病」的可信度（陽性預測值）**受兩個因素影響：**「疾病盛行率」**及**「健檢工具的敏感性」**。

越常見的疾病及敏感度越好的健檢工具，「陽性」（異常）報告越可信。例如抽血報告顯示今年58歲、腰圍96公分的你，血糖過高，相當可信。

健檢報告顯示「沒病」的可信度（陰性預測值）受兩個因素影響：**「無疾病盛行率」**（就是1－疾病盛行率）及**「健檢工具的特異性」**。

越罕見的疾病及特異性越好的工具，「陰性」（正常）報告越可信。例如台大乳房外科的醫師說你16歲的「兒子」沒有「乳癌」，相當可信。

疾病盛行率

盛行率是指族群罹患某疾病的百分比。舉例來說，近視眼、尿道炎、胃潰瘍、痔瘡、香港腳、B型肝炎帶原、過敏性鼻炎、高血壓、高血脂症就是**高盛行率疾病**，也就是說很常見。威爾森氏症、多發性硬化症、苯酮尿症、黏多糖症等，就是**罕見疾病**。

癌症的發生率也有差別，**乳癌、肝癌、大腸直腸癌、肺癌、口腔癌、攝護腺癌、子宮頸癌、胃癌、膀胱癌及皮膚癌就是較常發生的癌症**；惡性間皮瘤、何杰金氏淋巴瘤、卡波西氏肉瘤、骨癌、唾液腺癌、肛門癌、淚腺癌等，就是罕見癌症。

有些時候由**性別、年齡、人種及地域氣候**的差異，可以很容易看出疾病的盛行率的大小。例如女性罹患痛風的機會較低；大人罹患腸病毒重症的機會很低；白種人容易罹患皮膚癌；春天百花盛開時，紅眼睛及流鼻水的多半都是過敏（花粉熱）。

若一個疾病的盛行率很高，則健檢報告結果說你真的得到那個疾病的可信度就比較高。舉例來說，你是75歲的男性，而台灣地區70～75歲高血壓的盛行率約60%，若你的健檢報告說你已經有高血壓了，可信度就很高！若你是22歲的男性，而台灣20～30歲的男性糖尿病盛行率不到3%。當健檢報告呈現出你得了糖尿病時，可信度就不高！

以生活化的例子來說，如果有人說在台北市陽明山上看到**兩隻虎斑貓**，可信度很高；但若有人說在陽明山上看到**兩隻老虎**，就要懷疑這個消息的可信度！

篩檢工具敏感性

在前一章我們有解釋過敏感性的定義。

在篩檢實務上，有些檢查工具**結果較為客觀**，例如血壓、體重、體溫、血液、尿液等檢查，但**標準值的設定**會影響結果的判讀；而**某些檢查結果受人為因素影響很大**，例如子宮頸抹片、超音波及內視鏡檢查的操作，X光、核磁共振及病理報告的判讀，這些都會**和操作者及判讀者的經驗及細心度有關**。

疾病本身也是影響工具敏感性的原因，例如較大的腫瘤、較高的血壓、較多量的尿蛋白都很容易被超音波、血壓計及尿液檢查發現，所以敏感性較高。但小型或位於死角的腫瘤、邊緣性的血壓、很些微的尿蛋白，用再好的工具都很難察覺。

所以我們在講疾病自然史時，有提到疾病存在一個**「篩檢工具可檢查出來的時間點」**，就是說疾病即便產生了，還要發展到一定程度才能被檢查出來。

舉例來說，若癌症初期雖然已有10^7顆細胞，大小可能不到0.2公分，此時用任何工具也檢查不出來；但若繼續成長到1公分大小，敏感度較好的工具就可以發現這顆腫瘤；當成長到4公分時，敏感性較差的工具（經驗較不足的操作者或判讀者）也往往可以發現這顆腫瘤。當病人明顯有發燒、疼痛、出血時，就進入有症狀時期，此時包括病人自己都能察覺疾病的存在，如此就失去篩檢的意義。

我們回到工具本身來談，有時候我們會發現目的相同的兩個篩檢工具，卻呈現出不同的答案，那到底何者比較可信呢？

舉例來說，篩檢大腸癌可用**糞便潛血（敏感性約30～50%）**或**大腸鏡檢查（敏感性約95%）**，但實際上大腸鏡敏感性較高。理由是當大腸癌出現後，萬一毫無出血情形，糞便潛血就永遠是陰性；或者非大腸癌的病如痔瘡與胃出血，也會出現陽性的糞便潛血報告。大腸鏡則可在大腸腫瘤未出血前，就觀察到腫瘤的存在，而且還能同時定位（知道病灶是否真的存在於大腸中）及切片，敏感性遠大於糞便潛血，所以報告較為可信。

小常識：選擇檢查方法最好「一次到位」

民眾經常害怕胃鏡的檢查，所以往往拒做或改為**上消化道攝影**（喝下顯影劑後再照X光片）。理論上，上消化道攝影也可以偵測出胃潰瘍或腫瘤，但敏感性及特異性都較低，也只能發現較大的病灶。

而且，當發現胃潰瘍或腫瘤，為了確診還是需要做切片檢查，這時仍然要做胃鏡！前面的檢查好像白白浪費時間及金錢。所以除非有特殊狀況或檢查危險性太高，盡量挑選敏感度高的工具，一次到位。

不同情況下健檢報告的可信度

高盛行率疾病，低敏感性工具

大家看門診時，經常一開口就跟醫師說：「我感冒了！」而且錯誤率不高，因為你有流鼻水、喉嚨痛、咳嗽及肌肉痠痛等曾經歷過的症狀。

為什麼自己診斷感冒不易出錯？理由就是感冒的**盛行率很高！即便診斷工具（民眾本身）敏感性並不好，正確的機率還是很高。**

低盛行率疾病，高敏感性工具

SARS（急性嚴重呼吸道症候群）曾在2003年大流行，造成全國性的恐慌，大家應該對當時出門要戴口罩及進入公共場所要量體溫還記憶猶新。

當一個人罹患SARS時，幾乎100%都會發燒，所以**量體溫就是一個敏感性很高的工具**。

2003年流行的那段時間中，從3月初到5月下旬台灣共通報了532個病例，以人口2300萬的台灣來說，**盛行率只有0.0023%**，就是大部分的人及醫師根本沒看過任何一個病例。也就是說，**當我們量到發燒的病人，就當作是SARS的疑似個案，其實可信度很低！**絕大部分看到的發燒病例還是常見的感冒、扁桃腺炎、腸病毒，甚至是盲腸炎！很多可以用正常學理判斷的疾病，都被當成是SARS而耽誤了正確診斷的時間。

所以當**疾病盛行率太低時，敏感性再好的工具所做出的結果也不可信。**

而且我們在前一章有說過，**敏感性越高的工具，偽陽性的機會越高**，會找到很多假的個案，造成疑似病例需要再確診、被隔離、心理恐慌等不良後果。**很多號稱很準確又昂貴的工具因為很敏感而會發現很多可疑疾病，但往往是虛驚一場。**

我們由以上的例證知道，**健康檢查最好使用敏感性較高的工具，來篩檢盛行率較高的疾病，才能得到可信度較高的報告。**

低盛行率疾病，低敏感度工具

舉例來說，假設妳是身材苗條的20歲女生，腰痠兩星期，而妳的同事**（低敏感性工具）**說妳是痛風**（罕見，因為沒高危險因子，痛風也不會在腰部發作）**，就很不可信。如果你是男性且中年發福，昨晚喝酒應酬後，今天早上踝關節莫名其妙腫脹灼熱劇痛，你的風濕免疫科醫師**（高敏感性工具）**說那是痛風**（常見，因為高危險因子都有）**，這很可信。

低盛行率疾病，高特異性工具

同理，**當一個疾病很罕見**（盛行率低，即健康無病的機會P (D–)大）**或用特異性**（P (T–/D–)）**較高的檢查工具，而報告也是陰性時，可信度就高**（**高陰性預測值** P (D–/T–)），也就是看到正常的報告而實際上真的也沒病的機會就較高。

舉健康檢查的例子來說，假設某人**沒有B、C型肝炎帶原**，也沒有酗酒或長期服用影響肝功能藥物的病史，若超音波顯示肝臟有一顆直徑3公分高回音影像的腫瘤，且肝臟沒肝硬化的現象。腸胃科專科醫師的報告若是「良性血管瘤」而不是肝癌腫瘤，則可信度很高。因為這個人沒有肝癌的危險因子**（對此人來說，罹患原發性肝癌是罕見的）**，也**用了敏感性及特異性都很高的工具**（腹部超音波及腸胃科專科醫師），所以報告可信度很高。

若此人還是對超音波報告有疑慮該如何？第一，可以做更準確的肝臟磁振造影（MRI）檢查；第二，可以三個月後再複檢，良性瘤多半長得很慢，肝臟惡性瘤則可能迅速長大！**這是為什麼當醫師不能確定影像上的腫瘤為良性或惡性時，會要求病患再回門診追蹤的原因。**

這個例子還有一個但書：肝臟的惡性腫瘤不一定來自於肝臟！即便沒有原發性肝癌的危險性，我們不可以忘記還有**「轉移性肝臟惡性腫瘤」**，也就是瘤的來源可能是鼻咽癌、大腸癌或攝護腺癌等的轉移。

「重複及定期追蹤」對一個新發現的腫瘤是非常必要的，甚至還是可以考慮做切片檢查。因為我們大篇幅講的這些道理都只是：**「機率」與「信心」！**

如果懷疑檢查結果不準時該怎麼辦？

第一個狀況是**和患者原來的狀況或過去病史不符合**，例如上週被查出有膽固醇過高，這次檢查卻正常？有可能這次驗錯，有可能上次驗錯，有可能記錯項目，有可能被食物或藥物改變了結果。

第二個狀況是**醫師覺得某個報告和其他相關項目檢查結果並不合理**，例如飯前血糖250mg/dL，同一時間點檢查的尿糖卻是正常的，這樣的情況不太可能出現，所以其中可能有一個檢查結果有問題。

第三個狀況是**不同醫師對於某項檢查的認知不同，特別是影像檢查**，兩個醫師可能對同一個影像產生不同解釋，如果只是輕微脂肪肝或腰椎骨刺的有無，其實不是重要問題；若是肺部腫瘤的有無，則報告影響病人健康甚鉅！我們不喜歡偽陽性也不喜歡偽陰性。

第四個狀況是**檢查的項目太敏感**，例如出現愛滋病或梅毒血清陽性的報告。

面對有爭議的報告的處理方法

第一，有時候爭議的來源來自於**人為疏失**，所以要**先確認檢查報告是否來自於這個病人！**弄錯標籤、鍵入電腦錯誤、誤植過去的報告、檢查儀器故障、檢查方法不對、樣本處理方法不對、病人事先準備不足等，都可能是報告錯誤的來源。

第二，**病人應該回溯自己最近有無服用特殊藥物或食品，或者最近才罹患新的疾病，或特殊不良習慣**，這些都會影響檢查報告的判讀。

第三，**重做檢查**，可以同一個樣本再做一次，或同一樣本送到其他公信力更高檢驗單位再檢查一次。

第四，**做其他相關檢查或確診性檢查**，例如梅毒血清（VDRL）陽性，我們還要再做梅毒螺旋體血液凝集檢查（TPHA）來確診VDRL陽性是不是真正來自於梅毒感染。

第五，**短期內重複追蹤**，例如第一次從超音波檢查發現乳房有小腫瘤，影像上雖然像良性，最好還是在短時間內（三到六個月內）再追蹤一次，不要拖到一年以上，或者**直接做切片檢查**。

第六，爭議性的影像報告，應該**找其他專業醫師再做判讀**。當然，即便我們找到權威的醫師，也不代表就可以下定論，我們只是在找一個讓我們信心較強的說法。所以如同剛剛乳房腫瘤的例子：**短時間重複檢查或直接做確診性檢查是必要的！**

附錄：貝氏定理的推論，生人勿入……

（生人勿入：對數學很陌生的人勿入，看到數學就生氣的人勿入。）

貝氏定理是十八世紀**貝氏牧師**（Reverend T. Bayes）所命名。這個定理是說明我們在觀測到一個新的事件後，如何修正原先的機率（**事前機率**）。修正後得到的機率稱為**事後機率**。

P (D)：D出現的機率。（D若代表生病，就是疾病的**盛行率**。）

P (T)：T出現的機率。（T若代表檢查陽性，就是被檢查出**陽性的機率**。）

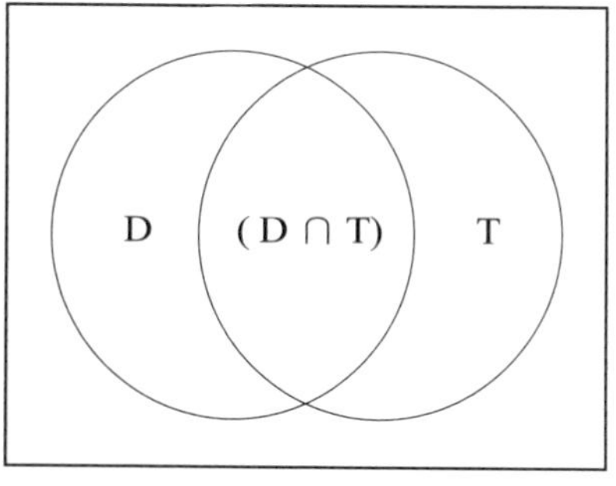

P (D ∩ T)＝P (T ∩ D)

P (D ∩ T)：同時出現D與T的機率，就是D與T交集的機率。（就是生病又陽性的機率。）**其中P (D ∩ T)＝P (T ∩ D)。**

P (D/T)：同時出現D與T的情形佔T的機率。又稱為**條件機率**（Conditional probability）。（生病同時又檢查陽性的人，佔所有陽性的機率，就是**陽性預測值**。）

P (T/D)：同時出現D與T的情形佔D的機率。也是**條件機率**。（陽性同時又生病的人，佔所有生病的機率，就是**敏感性**。）

$P(D/T) = P(D \cap T) / P(T) \rightarrow P(D \cap T) = P(T) \times P(D/T)$

$P(T/D) = P(T \cap D) / P(D) \rightarrow P(T \cap D) = P(D) \times P(T/D)$

因為$P(D \cap T) = P(T \cap D)$

所以$P(T) \times P(D/T) = P(D) \times P(T/D)$

所以$P(D/T) = \dfrac{P(D) \times P(T/D)}{P(T)}$**是貝氏定理的原型**。其中，

P (D)又稱為事前機率（Prior probability）。

P (T/D)又稱為概似方程式（Likelihood function）。

P (D/T)又稱為事後機率（Posterior probability）。

所以$P(D/T) \propto P(D) \times P(T/D)$（$\propto$：正比）

用數學符號+及–，來標明有或無，陽性或陰性。

所以陽性預測值：$P(D+/T+) \propto P(D+) \times P(T+/D+)$

同理陰性預測值：$P(D-/T-) \propto P(D-) \times P(T-/D-)$

實例運算

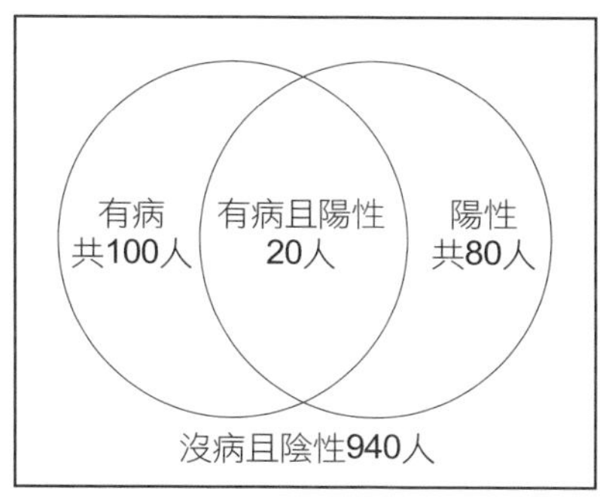

共1100人

以上一章攝護腺癌篩檢為例，定4ng/mL以下為正常，以上為異常（陽性）。

	有攝護腺癌	沒攝護腺癌	總數
判斷陽性	20	60	80
判斷陰性	80	940	1020
總數	100	1000	1100

攝護腺癌盛行率：P (D+) = 100/1100 = 9.09%

用PSA篩檢時被判為陽性機率：P (T+) = 80/1100 = 7.27%

PSA篩檢攝護腺癌的敏感性：P (T+/D+) = 20/100 = 20%

直接由表格算出來的PSA篩檢攝護腺癌的陽性預測值：P (D+/T+)＝20/80=25%

用貝氏定理的公式算出的陽性預測值：P (D+/T+)＝P (D＋) × P (T＋/D＋) / P (T＋) = (9.09 % × 20 %) / 7.27% = 25%

Chapter 13

理性看世界：知識還是信仰？

古典理性思維：曾參殺人

我們中學時都念過這個故事：

昔者曾子處費，費人有與曾子同名族者而殺人，人告曾子母曰：「曾參殺人！」曾子之母曰：「吾子不殺人！」織自若。有頃焉，人又曰：「曾參殺人！」其母尚織自若也。頃之，一人又告之曰：「曾參殺人！」其母懼，投杼踰牆而走。夫以曾參之賢，與母之信也，而三人疑之，則慈母不能信

也。《戰國策・秦策二》

一開始，曾母對曾參的**「信心很強」**，因為曾參不但是孝子，且鄉里間都盛讚曾子知書達禮（信心來源）。所以曾參的媽媽第一次聽到曾參殺人的理性思考是：他殺人的機會很低（**盛行率低、罹病率低**），而且那是鄰居小狗子聽來的（**敏感性不高**），所以曾參的媽媽做出第一次結論：我兒子不會殺人，然後繼續織她的布（**殺人的機率很低**）。

後來，鄰居有白內障的王大嬸也來跟曾參的媽媽說：「我剛剛在菜市場好像看到曾參殺人了，而且人被抓到了！」曾參的媽媽繼續織布還繡花，因為王大嬸老眼昏花（**敏感性還是不高**），新的證據還是動搖不了曾參媽媽的「信心」。

最後，精明能幹的李村長都跑來曾參家裡跟曾參的媽媽說：「曾參殺了人，而且我親眼看到他被抓到衙門裡了！」此時，曾參的媽媽**「信心動搖了」**！曾參媽媽此時的理性思考是：太多新的證據顯示曾參是有殺人的可能（**曾參殺人的說法盛行起來了**），連村長都這麼說（**高敏感性工具**），所以終於相信曾參殺了人，嚇到爬牆逃走！

曾參的媽媽是具有理性思考能力的：當某種說法流行了起來，而且某些權威人士也出來證實，**只好改變了自己固有的想法**。但曾母其實還有一些機會再去驗證：直接去衙門看看殺人被抓到的是不是自己的兒子（**再度求證**）。

我們可以回想常在電視看到的社會新聞畫面：一群不良少年犯了搶劫殺人案被抓到警局後，家長陸續趕到警局了解案情。這時候幾乎都會出現一種家長，大聲對警察說：「你們怎麼可以亂抓人，我的兒子很乖很孝順，看起來又很老實，他不可能會搶劫殺人，一定是被這些朋友帶壞的！」

然後鏡頭一轉，看到案發現場監視錄影帶上的那個手持利器大聲叫囂的凶神惡煞，就是剛才那位家長口中的乖兒子，反而其他的「壞朋友」看起來還比較靦腆一些。

如此就可知道曾參的媽媽和一般的家長思維上的高低。很多人即便證據就在眼前，仍然視而不見！

現代理性思維：釣魚看世界

對於魚種的紛爭

有一個湖有10000條魚，實際共有7000條白魚及3000條黑魚。

當然，除非放乾湖水，否則沒人知道共有幾條白魚或黑魚。（同理，我們剛剛一直提到疾病的盛行率，其實真正的數字也沒人知道！我們知道的只是一些人的調查數字。）

有一天，**趙先生、錢先生及孫先生**一起來釣魚，每人都釣了10尾，而且大家剛好都釣了7條白魚及3條黑魚。所以他們都一致認為，湖裡白魚出現機率佔0.7（70%），黑魚0.3（30%）。

又有另一天，**李先生、周先生及吳先生**也一起來釣魚。李先生釣了4條白魚及6條黑魚，周先生釣了8白2黑，吳先生則釣了9白1黑。李先生認為湖裡白魚機率佔0.4，周先生認為是0.8，而吳先生認為是0.9。後來他們三人碰在一起，發現他們共釣了21條白魚，9條黑魚，所以他們達成共識：湖裡白魚比黑魚還是0.7（21/30）比0.3（9/30），和趙、錢、孫三位先生的結論一樣。

另外有三名獨釣者，**鄭先生、王先生及馮先生**也常常來釣魚。**奇怪的是，王先生每次都釣到5條白魚及5條黑魚，而鄭先生及馮先生每次都釣到8條白魚及2條黑魚**。有一次三個人不期而遇，聊起湖中黑魚及白魚比率，王先生說剛好一半一半啊，白魚和黑魚都是0.5。鄭先生及馮先生很不以為然，就說應該白魚0.8，黑魚0.2。

於是王先生和鄭、馮先生就吵了起來。王先生堅持是白黑魚比例為0.5比0.5，鄭、馮先生認為是0.8比0.2。鄭、馮兩人變成好朋友，卻老是和王先生意見不合。（大家很熟悉的社會現象。）

後來王先生回家告訴王太太這件事，鄭先生也回去告訴鄭太太。有一天王太太和鄭太太一見面就為了這件事吵了起來，這兩個從未釣過魚的人，都說自己的老公在那湖邊已有釣魚十年的經驗，所以自己的老公才是對的。

後來為了湖裡疏濬工程進行，住在湖邊的陳老闆受委託開了一艘漁船用網子在一星期內撈出了5000條魚，其中3500條是白魚，1500條是黑魚。白魚比黑魚還是0.7比0.3。

研究資訊的貢獻度

為了平息這場紛爭，所以有人建議釣過魚的人都把他們最近一次釣魚的結果拿出來，大家一起討論。結果如【表十】：

【表十】捕魚紀錄表

捕魚人	白魚量	黑魚量	個別白魚機率	累積白魚量	累積黑魚量	累積總魚量	修正白魚機率
馮	8	2	0.8	8	2	10	0.8
王	5	5	0.5	13	7	20	0.65
鄭	8	2	0.8	21	9	30	0.7
吳	9	1	0.9	30	10	40	0.75
周	8	2	0.8	38	12	50	0.76
李	4	6	0.4	42	18	60	0.7
孫	7	3	0.7	49	21	70	0.7
錢	7	3	0.7	56	24	80	0.7
趙	7	3	0.7	63	27	90	0.7
陳	3500	1500	0.7	3563	1527	5090	0.7

每個人都提出他們釣到的白魚黑魚資料，所以每個人都有他們的**個別白魚機率**。等於是每一個人自己的觀察值。每當我們多得到一個人的釣魚資料時，累積的白魚及黑魚量就會改變，所以**修正的白魚機率（累積白魚量／累積總魚量）**就會改變。

我們依據上面的表格就可以了解一些事情：

一、如果湖裡的魚只有李先生釣過，而他說白魚機率是0.4，沒釣過魚的其他人只好相信。就好像如果有人研究報告說公蚱蜢交配時右後腳都會抖五下，或每天排便八次可以延年益壽，我們也只好姑妄聽之。

二、事實上從湖裡釣過魚的至少有九個人，每個人的白魚機率都有些差異，從0.4～0.9都有，那誰說的才算數呢？如果大家都不服別人觀察的結果，就淪為各說各話，各自結黨的局面。這種情形不但出現在學術界，我們一般社會上也是經常如此，我們經常堅持己見，或者只聽自己喜歡聽的。

三、若每個釣過魚的人都願意整合別人觀察的結果，就慢慢可以找出一個大家比較能接受的答案，當只有馮先生提出數據時，白魚機率是0.8。加入王先生的數據時，修正白魚機率變成0.65，**當新資料一整合進來，修正機率就會變動**，但越來越收斂到0.7。計算如下：

只有馮先生的資訊：白魚機率＝1×0.8＝0.8（只有馮先生一人的釣魚資訊，對資訊貢獻度100%。）

加入王先生的資訊：修正白魚機率=1/2×（馮先生的白魚機率）+ 1/2×（王先生的白魚機率）=1/2×0.8 + 1/2×0.5 = 0.65（兩人都各釣10條魚，對資訊貢獻度相等，各50%（即1/2）。）

再加入鄭先生的資訊：修正白魚機率=1/3×（馮先生的白魚機

率）+ 1/3×（王先生的白魚機率）+ 1/3×（鄭先生的白魚機率）=1/3×0.8 + 1/3×0.5 + 1/3×0.8 = 0.7（三人都各釣10條魚，對資訊貢獻度相等，各1/3。）

後來若有數百筆資料再次加入，**修正白魚機率0.7這個數字越來越穩定**，最後終於被大家接受，變成一個**信心極強**的機率。

科學研究也是一樣，初期有提出一個研究數據，別人也可以設計近似的研究提出新數據，結果可能相同，也可能南轅北轍。所以還要靜待更多人提出類似的研究報告，才能形成一個大家比較能接受的結論。**蒐集的研究資訊越多，結論可信度越強！**所以我們面對一件事不能只聽從一方面訊息，還要多聽其他方面的資訊，才不會陷入狹隘思考的模式。

四、有一個有趣的現象就是：王先生如果連釣了很多年白魚機率都是0.5，鄭先生都是0.8，表示存在一些特殊因子，使他們沒機會客觀地看到實情：**可能兩人對釣魚的時間、地點或魚餌都有特定卻不同的堅持**，導致個別看到的白魚機率永遠不變。時間、地點及魚餌這些影響釣魚結果的因子稱為**干擾因子**（Confounding factors）。

這是不是和這社會上常見對立的氣氛很像？大家只接受自己想看的資訊，然後加強的只是自己對某件事的信心，卻沒機會聽到別種意見來改變想法。

每個人研究和觀察一個現象的方法本來就不會完全相同，所以結論不可能會完全一樣。就像釣魚牽涉太多技術、用具及地形天候的條件不同，釣到的魚種本來就會差異很大，不可能照湖裡的魚群比率釣出。

所以臨床上**即便同一種檢查其實敏感性都差異很大**，例如傳統子宮頸抹片或腹部超音波的敏感性都會**受到操作者的影響**，你也只能得到一個較平均的數據或範圍。

五、如果大家的意見不能整合，有時候也會出現一種大家較能信服的權威：例如這九位先生各自都只釣10條魚而已，但出現了用魚網撈出5000條魚的陳先生。陳先生撈出的3500條白魚，1500條黑魚，白魚機率就是0.7，代表性實在太強了，其他人的觀察相形失色。**因為數量大，在統計學上就等於樣本數多，所以代表性就強，可信度就強！**

例如王先生與李先生不服0.7這個機率，他們兩人釣到的白魚黑魚若和陳先生的整合在一起，共有白魚5＋4＋3500=3509條，黑魚5＋6＋1500=1511條，算出來的白魚機率＝3509 / (3509+1511) =0.699幾乎還是0.7！

用資訊貢獻度來看，王先生與李先生各只貢獻10/5020（0.2%），**而陳先生貢獻了5000/5020（99.6%）**！

修正白魚機率：10/5020×（王先生的白魚機率）＋10/5020×（李先生的白魚機率）＋5000/5200×（陳先生的白魚機率）=10/5020×(0.5)＋10/5020×(0.4)＋5000/5200×(0.7)=0.699

所以撈魚**數量大**的陳先生的觀察0.7就變成了**信心極強的機率，**

因為他對資訊的貢獻度最大；王先生與李先生的樣本數太少，很難撼動陳先生的調查！

來自多方研究資訊修正後的機率或**樣本數大的研究**所得到的機率，都會變成可信度很高的機率，**很難被其他小型調查或研究推翻。**

六、**科學研究的方法就是結果可以不斷被新的證據所修正**。做研究的人如果都心胸開闊，接受別人和自己的觀點不同，而達成共識，其實最後研究結果反而更接近真理。

當大家觀察結果不一致，卻又堅持己見時，就會和鄭、王、馮三位先生一樣，各自結黨仇視，也不接受別人的觀點，也不再去請教別人，**結果根本沒人可以看到真相！**

最糟糕的是鄭、王兩位太太，連魚都沒釣過（**對資訊貢獻度0**），都只聽自己老公權威式的說法就要以此和別人爭論，這是一種最不理性的行為，卻是在我們社會中最常見的一種情況：**信心建立在盲從**，卻從不去看證據或親自參與研究，這種權威是假的，不是建立在**他人研究後而修正的經驗或者是大規模研究的結果**，因為後兩者才是**真的難以撼動的知識**。

事前機率與事後機率

事前機率（Prior probability）是指某人第一次研究的機率（馮

先生最早提供白魚機率），或是多人研究後所算出來的機率（累積多人資料的機率）。**概似方程式**（Likelihood function）是最新調查研究方法的**敏感性**，和事前機率經過計算可以得到**事後機率**（Posterior probability）。

由貝氏定理我們知道上一章所講的可信度指標：**陽性預測值P(D+/T+)**就是**事後機率，盛行率P(D+)**就是**事前機率**，篩檢工具**敏感性P(T+/D+)**就是**概似方程式**。

事後機率受到**事前機率**及**概似方程式**共同影響。換成上一章的說法就是**陽性預測值**受到**盛行率**及**敏感性**共同影響。

當有另一個新的研究出現（新的概似方程式），**剛才的事後機率就又變成新的事前機率**，和新的概似方程式又可計算出新的事後機率。

簡單地說，也就是舊的資訊和新的資訊整合，會得到更新更可靠的資訊。

我們再看一次表十，就知道累積的**白魚機率（事後機率）**會隨著每個人的釣魚貢獻的經驗**（概似方程式）**及上一次的累積白魚機率**（事前機率）**而不斷改變，但最後會逐漸收斂到0.7。也就是說，雖然大家觀察的結果不一樣，但**如果每次有新的資料進來，舊的機率就會更新，然後漸漸收斂到接近真實的情況。**

真正的族群中的疾病盛行率，其實和湖裡有多少條白魚一樣，根本沒人會知道！所以盛行率其實仍是前人用某些工具調查的結果。長期研究累積下來的罹病機率，就成為盛行率，就是**事前機率**。

每個人的資訊都非常寶貴，沒有誰比較好或不好的問題，大家提供的資料對研究真實情況都會有重大貢獻！

知識與信仰

我們經常會相信某些事情或堅持某些事情才是對的，理由何在？其實來源很多：爸媽教的、學校老師教的、自己經驗過的、某教授講的、某本書寫的、某大師說他感應到的……**這些就是事前機率（Prior probability），就是你信仰或信心的來源！**

隨著年齡增長，我們都知道，如果人家問你為什麼有這樣的想法，你竟然回答是爸爸說的，可能會換來一陣笑聲。（**爸爸不是很強的事前機率**）如果你突然冒出一句：我爸爸就是某教授，已經研究這個議題長達20年，發表相關論文數十篇之多！（**教授及研究數量是很強的事前機率**）這時候大家會突然啞口無言！（破解的方法就是：我怎麼知道某教授就是你爸爸？）

知識的可信度其實和來源有關，如果是**參考資料完整的教科書或學術研究的結果，可信度較高**；如果是電視聽來的，報紙寫的，某養生「專家」寫的，某「大師」或鄰居說的，某官員說的，某番茄公司或製藥廠的內部研究報告……我們可能要暫時存疑：**有可能是真的，有可能是瞎掰的，或者他們也是聽來的。**

其實**科學理論**都需要經由觀察得到初步結論（**事前機率**），然後再**反覆驗證**，然後依照研究實驗結果（**概似方程式**）做出新的結論（**事後機率**）。當更多證據支持原來的研究結果，這個科學理論就更為可信，就成為**可信度高的知識**；若後來越來越多的研究結果和舊的結論差異很大，舊的理論就會漸漸不可信而被推翻。

但我們社會上最常發生的是：**直接把「信仰」或「流行的說法」（事前機率）當作真理，完全不相信新的證據，自己也不去做驗證**。信仰往往來自於自己價值的選擇、或權威人士的說法；流行的說法只是從媒體取得或道聽塗說。這種未經理性思考也不接受新資訊的信仰在心理學上稱為**「偏執」（Obsessions，強迫性思維）**。

學機率的人對這些「信仰虔誠」的人都用很斯文的說法：「你這個人的Prior很強唷！」

偏執不一定只發生在一般沒專業的大眾，**權威人士也常對自己的專業太過自信，或在情勢急迫下就發表看法（例如大眾急於知道、記者與民代逼問）**。而這些人士剛好又是大眾的信心指標，所以社會大眾常常只是在相信一種「**說法**」：總統說、教授說、博士說、老師說、法師說、名嘴說、常上電視的那個人說、暢銷書作者說……還有門診病患最常講的「他們都說」，其實是自己的信仰及價值，完全沒有依據！

很可惜的是，我們的社會喜歡用急問急答的方式考問官員及專業人士，然後再把未經思慮犯錯的一小點擴大解釋為專業力不足。但在這種情況下，其實很少會得到精確的數字及理性的決策，完全浪費了這些人士的專業實力。

健康知識、態度與健康行為

健康行為的產生是經由**健康知識**（Knowledge）的學習，然後改變了**健康態度**（Attitude），最後才決定了**健康行為**（Practice）。

我們回想一下，**很多人的「健康態度」其實也多半只是一個「信仰」，完全沒有正確健康知識做基礎**，舉例來說：

有機才是好的，用化學肥料的就不能吃。

藥物都是不好的，只能靠食物對抗疾病。

健康食品就不會有副作用，多吃也沒關係。

運動一定是健康的，所以多運動就不會生病。

蔬菜水果是最好的，所以多吃就不會得癌症及心血管疾病。

抗生素都是不好的，所以要靠自己的抵抗力治癒疾病。

其實，聽起來很「良善的名詞」並不一定是維持健康的保證。有些被認為是不好的東西，存在是一定有理由的。

很多**「良善的名詞」之中，經常夾帶了很多完全沒有科學根據的方法，讓人誤以為這些方法也是剛剛所提的「有機」、「自然」、「蔬果」的一部分。**當這些無用的方法被揭穿後，提出這些方法的人還能振振有詞的說：「我的方法就算沒有效，但這些方法**還是自然有機養生的……」**

例如大家都知道類固醇有很大的副作用，那為什麼醫師在患者有嚴重氣喘時就會開這個藥？**醫師的可信度高不高？氣喘用類固醇治療的證據強不強？還是你的信仰更強（類固醇一定是不好的）？**

證明一件事有用或有害都必須經過一段漫長的**科學研究過程**及**理性思考**。很多功效不明的養生方法或產品，根本找不到研究證據，樣本數少得可憐，或根本連樣本都沒有，所以只好找**「代言人」**及**「見證人」**來補強說法的不足。這就是我們前面提到的那些只釣了10條魚就想要下結論的人，令人很難信服。當然更糟的是那些連魚都沒釣過的人！

臨床試驗的困難性在於需要找到「很多」實驗對象（**足夠樣本數**），要有**對照組**，要有**足夠的觀察時間**，及**正確的研究方法設計**，才能運用研究方法得到結論。若有人宣稱某種檢查或治療方法很準確或很有效，應該要經過這些步驟才能做出結論及建議，**不能用自己的信仰（事前機率）當作知識或真理。**

所以我們知道**一個好的研究往往耗時及所費不貲**，不是一些生技公司做了內部研究或者在菜市場、電視台找見證人就可輕易獲得正確的結果。

真正**理性的專家**在沒蒐集到強而有力的證據之前，是不輕易發表意見的：**不能支持也不能否定一種說法。**

很多疾病或預防方法無效卻很難被揭穿，是因為他們**選用了一個症狀前期很長或者診斷很模糊的病**，即便用了那個方法十年以上，也很難知道效果如何，所以可以一直蒙混下去。

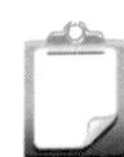

經驗值與事前機率強度

老媽對女兒的結婚對象不滿，彼此互槓。

媽媽：「我吃過的鹽比妳吃過的米還多；我走過的橋比妳走過的路還多！」

女兒：「我用過的奶油球比妳喝過的咖啡還多；我交過的男朋友比妳……**妳不是都說老爸是妳的初戀情人嗎？**」

真實的世界

我們從中學上第一堂物理課，老師就苦口婆心地向我們介紹什麼叫做**「估計」**，什麼叫做**「偏差」**。

這是對這個世界的敬意，因為人類的力量永遠無法正確「度量」及「預測」一件事的真相。

自然界很少是「出現A就會得到B」這種簡單模式。越嚴謹的科學，就越必須找出影響我們觀察對象的各種因素，這些因素就是前面說過的**「干擾因子」**。

當我們蒐集到越多可能的干擾因子後，就可以形成一個**較為可靠的「公式」或「模式」**，用來描述這個世界的現象。

當你聽到一個說法是百分之百有效、百分之百準確、一定沒有副作用、一定可以根治、一定不會生病……這類的說法，就應該警覺這不是一個受過科學訓練的人口中應該說出的話。

要相信百分之百存在只是你個人自己的信仰，但要求別人向你保證百分之百並不合理！

這個世界並沒有標準值或絕對正常值，所有事物的測量結果都只是一個「分佈」，出現頻率較高的不見得就叫做正常。**所有標準值都是人為的，都是專家在爭議中妥協下的產物。**

這個世界也沒有絕對的因果關係，所有因果關係出現與否都只是一個「機率」，任何宣稱百分之百有效或準確的東西都是不可信的。

我經常在演講場合問聽眾：「你們以前又沒見過我，你怎麼知道我就是在網路上寫文章的那個人？你們怎麼知道我講的都是對的？**只要有懷疑，就去做查證動作，不必要求自己一定要去相信一個說法！」**

因為只要是正確的理論或觀察，透過理性的研究方法，最後一定會還給你公道；謊言或虛構的事物，最後一定會被揭穿！

Chapter **14**

有價值的健康檢查（一）選擇適合納入篩檢計畫的疾病

有價值的健康檢查包括三個條件：

1、適合當作篩檢標的「疾病」

2、適當的篩檢「工具」

3、專業醫師報告解說及轉診治療

什麼「疾病」適合納入篩檢計畫？

一、疾病嚴重性足以對大眾健康造成衝擊

你會擔心死於香港腳，還是狹心症、肝硬化或乳癌？擔心過敏性鼻炎，還是白內障、肺氣腫或退化性關節炎會造成生活不便？

不會致命的疾病當然可以列入健康檢查（例如暑假辦游泳證需要證明沒有足癬及急性結膜炎），**但在有限經費預算前，我們要把目標放在致命、導致殘障及影響生活品質的疾病。**

二、沒有症狀時就有適當工具可早期偵測出的疾病

禽流感在不發燒前沒有工具可早期診斷，所以**沒有所謂的症狀前期**可供早期篩檢。**急性傳染病**多半都有這種特色，例如腸病毒、流行性感冒或登革熱。

較溫和或慢性的傳染病帶原則可以靠健康檢查找出問題，例如尿道炎、陰道炎、胃部幽門螺旋桿菌、B或C型肝炎帶原、肺結核、梅毒及愛滋病等。

三高疾病（高血壓、血糖及血脂）都只是重大疾病的替代終點，初期一樣沒有症狀，但可以很早察覺而加以控制。

癌症初期多半沒有任何症狀，所以經常要靠特殊篩檢工具才能找到「早期」的腫瘤，例如大腸、直腸癌可用糞便潛血或大腸鏡篩檢，乳癌可靠乳房超音波及乳房攝影，肝癌可靠腹部超音波篩檢、

子宮頸癌利用抹片篩檢等。但是大家一定要有一個概念：**並不是每一種癌症都有好的工具可以找到初期癌症。**

三、經過治療後可改變預後的疾病

很多檢查方法都強調可以早期找出很多重大疾病，但重點是，有辦法治療嗎？所謂的治療要符合篩檢的定義：**治療後可預防死亡或殘障！**

舉例來說，**某些肺癌及胰臟癌**都是高度惡性腫瘤（無法根除或兩年存活率很低），就算被早期檢查出來，預後也很差。

也就是說，即便沒有任何症狀，**這些腫瘤可以被篩檢工具檢查出來時，就幾乎已經進入不可痊癒期。**對於患者而言的唯一好處就是準備好有限生命該規劃的事。

但常見的**子宮頸癌、乳癌、大腸直腸癌、甲狀腺癌、胃癌、鼻咽癌、攝護腺癌、沒肝硬化的肝癌、某些淋巴癌**等，早期診斷則可爭取到較高的存活率甚至痊癒。

四、高盛行率的疾病才值得篩檢

如果人住在台灣，你有沒有可能花錢去買**被獅子咬傷**的保險？除非你在木柵動物園工作！

如果國防部要編列預算購買武器來**防止「火星人」攻擊台灣，**立法院有可能會通過嗎？還是把預算放在防颱工作上應該比較有可

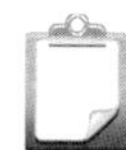

有時候疾病很難治療是因為……

我在門診曾碰過病人拿了一張很漂亮的**「身體能量分析圖」**給我看，然後病人說，幫他做檢驗的那位「醫師」診斷說他「肝臟的能量」有問題，所以才掛號問我該如何處理。

看診前，他已經先去另一家醫院檢查過肝臟發炎指數、病毒指標及肝臟超音波。

我看完他的抽血及超音波檢查，結果完全正常。我只好兩手一攤告訴他說：「我不會能量醫學，我只能告訴你我所知道的肝臟檢查。**所以你必須請幫你做能量檢查的『醫師』才能解決問題，因為問題是他幫你『發現』的。」**

我必須說，這和病人問我中醫的問題狀況一樣，我不懂中醫，所以我沒辦法回答陰陽五行、正氣邪氣或寒熱虛實等這些問題。

解鈴還須繫鈴人：

請那個從一滴血看到你的「肺毒」的人幫你「解毒」。

請那個從口水裡發現你的「體質偏酸」的人幫你調整「酸鹼體質」。

請那個從一滴血找到癌細胞的人告訴你，這顆癌細胞是什麼癌？到底在身體哪裡？讓外科醫師眼睛看得到，不然他還真的不知道要從哪裡動刀，可不可以治療。

能通過吧！

盛行率高的疾病才值得投入金錢和時間去做預防及檢查工作，**而且由貝氏定理知道，盛行率高的疾病陽性的報告可信度較高。**

選擇篩檢項目考慮盛行率較高的疾病，不要花無謂金錢在罕見疾病上。

罕見疾病包括**很少聽過的疾病、在某年齡層、種族**或**性別幾乎不會出現的疾病**或**無不良習慣的人。**

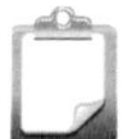

盛行率的高低不是絕對的

盛行率和年齡、性別、身體組成、遺傳因子、環境因子、生活習慣、疾病帶原等很多因素都有關，舉例來說：

三高（高血壓、血糖及血脂）疾病好發在高齡、缺乏運動及肥胖病人，很少發生在運動量大的青少年族群。

骨質疏鬆好發在高齡婦女、體重過輕、酗酒、長期臥床、需要長期使用類固醇的族群。

肝炎、肝硬化及肝癌好發在B、C型肝炎帶原及酗酒的患者。

大部分的癌症都隨年齡增加而提高罹病危險性。

嚼檳榔的族群比較有機會罹患口腔癌，若同時還有吸菸及酗酒習慣危險性更大。

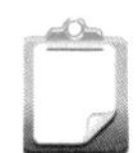

選擇與個人危險因子相關的健檢項目

一、**酗酒**：肝功能、三酸甘油酯、尿酸、胃鏡、腹部超音波（為了觀察肝臟疾病）。

二、**長期吸菸**：口腔檢查、胸部X光、呼吸功能、血壓及血脂肪。

三、**檳榔族**：口腔黏膜。

四、**肥胖**：體重、血脂肪、血糖、血壓及尿酸。

五、**高血壓患者**：腎功能、血脂肪、血糖、尿液。

六、**糖尿病**：體重、腰圍、足部血液循環、眼底（眼睛視網膜）、血糖、血脂肪、血壓、肝腎功能、尿糖、尿蛋白、腹部超音波（為了觀察腎臟疾病）。

七、**成年婦女**：血紅素、子宮頸抹片（有性經驗婦女）、乳房超音波或乳房攝影（35歲以上建議）。

八、**B、C型肝炎帶原者**：GOT、GPT、白蛋白、膽紅素、胎兒蛋白、腹部超音波。

九、**有血便或解黑便病史**：大腸鏡或胃鏡檢查。

十、**服用降血脂或降尿酸藥**：肝腎功能。

十一、**大腸癌家族病史或年齡大於50歲**：大腸鏡或糞便潛血反應。

五、急性病不適合作為篩檢標的

有很多人都曾因為心悸去看醫師，但看門診那天，心臟科醫師聽完診、把脈、測量血壓心跳速都正常，甚至靜態心電圖也正常。病患就會陷入困惑，明明自己有症狀啊，為什麼檢查不出來？

因為很多心律不整發病期間可以長到整天都有，例如長期吸菸者的心房纖維性顫動（Af，Atrial Fibrillation），或者甲狀腺亢進患者的竇性心搏過速（Sinus tachycardia），隨時看醫師都可以用心電圖診斷出來。

但某些心律不整出現頻率少或者出現時間短，但可能造成生命危險或者病患恐慌，例如心室早期收縮（VPC，Ventricular Premature Contraction）、心室心搏過速（VT，Ventricular Tachycardia）或陣發性心室上心搏過速（PSVT，Paroxysmal Supraventricular Tachycardia）等。醫師在門診當時無法判斷到底心臟出現什麼問題，所以用另一個方法來解決，就是在病人身上裝24小時心電圖（Holter Monitor），然後再用電腦來判斷。

因為心律不整出現時間很短，而且不規律，所以追蹤這個疾病只好24小時連續偵測，猶如警察24小時在經常發生搶案的地方埋伏，但還是可能徒勞無功。連續偵測24小時都可能失敗，何況大部分的檢查其實只反映一瞬間的健康狀態，所以**發病太快的疾病基本上很難在定期篩檢中被發現。**

舉例來說，我們可以很容易發現病人的高血壓及高血脂，但很難在健檢那一天剛好發現到心肌梗塞。所以有一些跟心肌梗塞相關的檢查如血清CK（Creatinine Kinase，肌酸激酶）濃度，並不建議當作檢查項目。又如我們在健檢可以發現膽結石及三酸甘油酯過高，但很少可以當天恰好檢查到急性胰臟炎，所以急性胰臟炎指標：血清Amylase（澱粉酶）或Lipase（脂肪酶）也不適合當作定期健康檢查的項目。這些項目只適合用於急診處有胸痛及腹痛的病患。

健康檢查上最令人頭痛的就是發展太過迅速的惡性腫瘤，例如肺癌或肝癌，剛發現沒幾個月，就可能進入末期（不可治癒期），除非篩檢工具很好、篩檢頻率非常密集及「運氣很好」，否則幾乎都會釀成悲劇。

六、病患願意就醫嗎？

如果家中89歲的老阿嬤得子宮頸癌，你要讓她做手術或放射線治療嗎？

以前筆者還在偏遠地區衛生所工作時，該地方的中年婦女幾乎都到都會區去工作，只剩很多老太太還住在這個地方。公衛護士為了達到上級機關要求的子宮頸癌抹片篩檢績效，常常不管年齡多大就給她抹下去。

後來還真的找到80多歲的子宮頸原位癌患者，這下子事情可嚴重了，家屬很困擾：到底要不要告知這位平時身體硬朗的老阿嬤罹癌的消息？**會不會聽到消息之後得了憂鬱症反而食不下嚥？會不會做了手術後反而產生了併發症而無法照顧？**

這件事情很難下決定，人不一定因為年齡太大或太小就失去價值，但不可能強求生命可以無限延長下去，所以以這個例子來說，若這個初期癌症不去治療，可能還要很多年後才轉成末期，而這位老太太可能不是死於癌症，而是死於中風或心臟病，這個癌症已經不太重要了。但卻有可能因為做了手術產生併發症或知道罹癌而產生憂鬱症，反而提早死亡。

曹操的頭痛問題

大家都讀過《三國演義》這一段：

操即差人星夜請華佗入內，令診脈視疾。佗曰：「大王頭腦疼痛，因患風而起。病根在腦袋中，風涎不能出。枉服湯藥，不可治療。某有一法：先飲麻肺湯，然後**用利斧砍開腦袋，取出風涎，方可除根**。」操大怒曰：「汝要殺孤耶？」佗曰：「大王曾聞關公中毒箭，傷其右臂，某刮骨療毒，關公略無懼色，今大王小可之疾，何多疑焉？」操曰：「**臂痛可刮，腦袋安可砍開？汝必與關公情熟，乘此機會，欲報讎耳！**」呼左右拏下獄中，拷問其情。賈詡諫曰：「似此良醫，世罕其匹，未可廢也。」操叱曰：「此人欲乘機害我，正與吉平無異！」急令追拷。（《三國演義》第七十八回 治風疾神醫身死 傳遺命奸雄數終）

華佗依據自己的診斷給曹操意見，然而曹操此時就要陷入長考：

若華佗診斷是對的（因為華佗是名醫，基本上算是當時**敏感性及特異性都很好的工具**），他就要接受開腦手術才能治癒這個疾病。但以一千多年前東漢時期的醫療技術，並沒有很好的麻醉技術、維生系統及抗生素防止感染，**基本上在公元220年開腦後活命的機會幾乎是零。**

不開刀還可以賭賭兩種情況：華佗可能把「偏頭痛」診斷為「腦出血」或「腦腫瘤」，不開反而沒事；若真的是腦出血或腦腫瘤不開刀，至少還能撐個幾天或幾個月交代後事。

曹操不愧是一代英主，最後做了理性抉擇：拒絕開刀，然後殺了華佗。（這是小說情節，僅為了趣味性而舉例，小說三國演義和正史上《後漢書》及《三國志》記載的華佗生平並不相同。但結論就是**醫師要韜光養晦，名氣不要響亮到變成御醫，否則難逃殺身之禍。**）

陳老闆不會痛的頭痛問題

時空轉到世界金融風暴發生的2008年……

負責多家跨國企業的陳老闆，因為擔心自己的健康問題會影響整個龐大企業及數萬名員工的生計，所以除了一般的健康檢查項目之外，今年在健檢中心的建議下，多花了新台幣兩萬元加做了MRA

（Magnetic resonance angiography，磁振血管影像檢查），因為健檢中心說這項檢查可以早期找到**腦血管的狹窄部位**或者容易破裂的**動脈血管瘤**。

一星期後，檢查結果出來了：腦部真的有一個直徑0.8公分的動脈血管瘤！陳老闆看到這個報告嚇壞了，因為他並沒有任何不舒服的症狀。於是急忙詢問腦神經外科醫師的意見。

醫師說：**若腦血管瘤破裂了，造成蜘蛛膜下腔出血，有50%的死亡率！所以相當可怕。**

陳老闆問：那破裂的機會有多少？

醫師：**每年約有3%的機率。**

陳老闆問：那該怎麼處理？

醫師：可以用外科方法打開腦部用血管夾夾住血管瘤，或者用導管栓塞法塞住血管瘤治療。如果要治療，可以先考慮後者，假若栓塞沒有成功，再考慮開腦手術。

陳老闆：那栓塞法成功率多少？

醫師：60%。

陳老闆：那會不會有危險？

醫師唸了一堆研究數據：永久性神經的缺失11.3%、暫時性神經的症狀5.7%、蜘蛛膜下腔出血5.7%、血管分割性裂傷5.7%、血管栓塞7.5%……

陳老闆聽完醫師的這些陳述後，擔心血管瘤破裂，又擔心接受栓塞治療有併發症，更擔心栓塞失敗還要開腦……於是整天焦慮害怕，食不下嚥，無法下定決心，終日喃喃自語：「我人沒有不舒服，幹嘛花錢去做這個檢查呢？」

最後陳老闆還是無法下定決心接受治療，目前每天服用鎮靜劑才能入眠，每次有頭痛及血壓稍高，就緊張地跑到急診處尋求幫忙。

健康檢查結果經常會陷入「機率」的危機：3%到底多危險？要不要冒險去做栓塞或開腦手術？還是好好控制血壓就好？或者早知道就不去檢查？

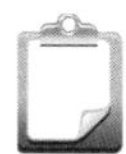

小常識：腦動脈血管瘤

腦動脈血管瘤是因為血管壁有缺陷及長時間血流衝擊下，在動脈血管壁形成一個**袋狀囊泡**（經常發生在動脈血管分叉處）。除非血管瘤很大，不然不會直接壓迫腦組織而產生任何腦部症狀。但**血管瘤的危險之處在於有可能會破裂而造成腦出血**，對生命造成威脅。

但在此強調**「動脈血管瘤」不能稱為「腦瘤」**，腫瘤是實心的組織，可以是良性或惡性；但血管瘤只是一個空空的囊泡，危險性在於破裂。

Chapter **15**

有價值的健康檢查（二）
選擇適合用來篩檢疾病的工具

什麼「工具」適合用來篩檢疾病？

一、要有足夠的敏感度可早期偵測疾病

舉幾個例子來說，如果你是一個**B型肝炎或C型肝炎帶原者**，又害怕腫瘤的產生。若你想定期做肝臟的篩檢，則**肝臟超音波的敏感度最高（65～80%），要優先考慮**；甲型胎兒蛋白

（α-fetoprotein，α-FP）的敏感度（41～65%）就不如超音波檢查。而所謂的肝發炎指標GOT或GPT，則不是用來發現肝腫瘤的工具！

很多病人常說他抽血報告的肝功能都正常，應該沒有肝病，這是一個模糊陳述！**因為GOT或GPT正常只能說沒有發炎，並不能說沒有肝癌！**

但這裡要補充說明的是，B型肝炎或C型肝炎帶原者，**定期檢查肝臟並非只是消極地等待肝腫瘤的發生（次段預防）**！肝腫瘤往往要經過反覆肝炎發作，過渡到肝硬化，最後產生肝癌。肝硬化跟肝癌都是致命疾病，所以**定期追蹤GOT或GPT是為了早期察覺肝發炎的現象，然後用藥物治療抑制病毒活性，減少發炎的嚴重性，最後才能積極防止肝硬化或肝腫瘤的發生（初段預防）**。雖然和超音波的檢查目的不同，但都十分重要。

二、要有足夠的特異性減少偽陽性的出現

我們一樣用癌症檢查來當例子，如果**想知道有無消化道癌症，胃鏡及大腸鏡是目前最好的工具，敏感性高，特異性也高**，也就是說這兩個檢查報告說沒有食道癌、胃癌或大腸直腸癌的可信度很高。但我們若是用上、下消化道攝影（喝下顯影劑或從肛門灌入顯影劑再照X光）或抽血驗**癌胚抗原CEA**，即便是陰性，我們也很難很有信心地對民眾說：你應該沒有癌症。

CEA的臨床應用在大腸直腸癌手術及化療後，醫師可以用來評估治療結果或偵測癌症是否復發。但用於大腸癌篩檢，敏感性

及特異性都不足：往往要腫瘤很大才會釋出大量的CEA，無法偵測小型腫瘤也不能定位腫瘤位置，異常升高有時候只是**吸菸習慣**所造成，或者**腫瘤根本不在大腸！**

三、民眾要能接受檢查方法帶來的不舒服感覺

大家都知道**子宮頸抹片檢查**是發掘「治癒率」很高的**子宮頸原位癌**的利器，敏感性雖然不算非常高（研究上敏感度介於50～80%），但成本低廉，可以每年重複施作來增加敏感性，明顯降低子宮頸癌的死亡率。所以**子宮頸抹片是疾病篩檢學上最佳的範例，**也是各國政府早就將其列於常規健康政策上的原因。

但問題來了，為什麼這麼好的檢查普及率很難提升？

即便現在已經民智大開，**請婦女上內診檯仍然是一件很尷尬的事**，而且直到目前為止，產檯的環境及舒適度都還不能讓婦女同胞安心。這就是大家多半可以認同抹片的功效，但往往望之卻步。

但在更好的方法出現之前，抹片還是最好的篩檢工具。現在已經有**子宮頸癌疫苗**的上市，若功效得到長期觀察的認定，子宮頸癌的預防就向前跨一步到達**「初段預防」**的境界。

同樣的，**消化道內視鏡（胃鏡及大腸鏡）是篩檢消化道疾病與腫瘤的利器**，但是檢查過程的不舒適感及恐懼感一樣令人不敢恭維。所以現在的解決方法是在沒有心肺功能異常及年齡過大的前提下，都可以考慮**「無痛內視鏡檢查」**，就是在麻醉下進行，過程舒服多了，民眾接受度也大大提升。

四、篩檢工具應是低侵入性的

健康檢查是為了發現健康問題，所以當然不希望檢查的方法反而帶來不適或嚴重併發症，所以我們要盡量選擇安全性較高的檢查。

非侵入性檢查：血壓、體溫、視力檢查、腹部或甲狀腺超音波、心電圖、X光、呼吸功能、尿液、糞便等檢查都是非常安全的。

低侵入性檢查：血液檢查、檢查眼底前散瞳劑使用、口腔咽喉檢查、內診及子宮頸抹片、肛門指診及攝護腺超音波等都是低侵入性的檢查，會造成輕微不適，但多半不會有嚴重併發症。

舉例來說，害怕抽血而暈倒的民眾仍大有人在、抽血部位瘀青、散瞳劑造成視力模糊及畏光、檢查咽喉發生嘔吐反應、內診或抹片帶來的輕微出血。這些都是常見的小併發症。

高侵入性檢查：胃鏡及大腸鏡算是高侵入性的檢查，有可能會造成**心理的恐懼或帶來併發症（腹痛、脹氣、出血或穿孔）**。但這兩項檢查的重要性及成本效益很高。若沒有重要禁忌病症或預算考量，還是要考慮接受這兩項非常有用的檢查。**（單純未做息肉切除的常規大腸鏡檢查，出現穿孔的危險性不到千分之一。）**

當然像心導管、關節鏡、支氣管鏡、腹腔鏡等檢查都太過侵入性了，通常用於特殊疾病的確診及治療，不會出現在一般的健康檢查之中。

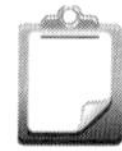

有些可能被忽略的不適症狀也要小心

為檢查前一天**禁食**或做大腸鏡前使用的**瀉劑**，可能造成檢查民眾出現低因血壓性昏厥、低血糖而心悸發抖或腹絞痛的症狀。

有慢性病的民眾在檢查當天上午可能無法服藥，所以可能會影響血壓跟血糖值，所以在必須空腹的檢查結束後，就可以服藥。若血糖或血壓不穩者，先考慮暫時不要做檢查，以免出現高低血壓或高低血糖帶來的危險。

施行運動心電圖檢查也可能反倒誘發心絞痛發作。

無痛大腸鏡及胃鏡檢查需要**麻醉**，有心肺疾病者要事先評估麻醉的安全性，甦醒下床後要注意跌倒的情形。

進行核磁共振（MRI）檢查時，受檢者需要送入機器的狹小空間中受檢，經常有民眾因為緊張害怕而出現**恐慌**的症狀。

五、選擇篩檢工具的最重要原則：成本效益分析

成本效益考量的是兩件事：篩檢工具應該**價位便宜且功效強大**；在可忍受失誤的範圍下，找出最長的篩檢間隔，因為**間隔越長，花費越低。（講大道理沒用，筆者的經驗是：廉價或免費吸引力最大。）**

價位便宜的健檢項目：一般說來全血球計數、生化檢查（肝、腎、血脂肪、尿酸、血糖及電解質等）、尿液、糞便潛血檢查、心電圖、胸部X光及子宮頸抹片等，都是價位較便宜（每項數十元到

300元左右）又重要的檢查。

價位中等的健檢項目：病毒指標檢查、甲狀腺荷爾蒙、超音波、癌症指標或內視鏡等檢查的價位多半介於500元到數千元之間。

價位昂貴的項目：64切電腦斷層掃描、核磁共振、正子造影、功能性醫學檢查等，就是價格數千或破萬的昂貴檢查。

理性的健康檢查項目選擇是基於**「成本效益分析」**：舉例來說，民眾**每花1000元，到底可以得到什麼好處？**而不是單純地只考慮費用高低。

價位便宜的項目可以作為成年人健檢的常規選項，因為**全血球計數、生化檢查、心電圖、胸部X光及糞尿的檢查**往往可以花新台幣1000元上下就完成。一般人在住院時，這些檢查都是被列為最基本的檢查項目，可以反映基本生理功能，所以**建議一定要做，因為成本效益極高**。

B、C型肝炎帶原是誘發肝硬化及肝癌的元兇，所以初次做健康檢查應該考慮加做價位不高的**B、C型肝炎病毒指標**以了解自己是否為帶原者。帶原者需每半年接受肝炎相關血液及超音波檢查。成年人除非還有接觸病毒感染的機會（非單一性伴侶、注射毒品、輸血、用不潔器械在身體穿洞、共用刮鬍刀等）或已接受抗病毒藥物治療，**基本上驗出的病毒指標很少會隨時間而改變，所以事實上做一次就夠了，不必每年重複檢查**。若不是帶原者，可以省去經常需要追蹤肝臟疾病的心理負擔。

若40歲上下的中年人想把健檢延伸到常見的**癌症**、簡單的心臟檢查、脊椎、胸腹的構造性疾病，可把經費有效運用在**X光（胸腹部X光、乳房攝影）**、**超音波**（腹部超音波、乳房超音波、婦科超音波、心臟超音波、攝護腺超音波、甲狀腺超音波）及**子宮頸抹片檢查**，大約花費數千元到一萬元上下可以完成這些檢查。

腹部超音波及婦科超音波非常超值，因為一個檢查可以同時看很多器官的病變，是成本效益最高的癌症檢查。

台灣地區女性乳癌在2003年佔發生率的第一名，2008年死亡率第四名，有很多專家建議40歲以上的婦女（甚至提早到35歲）都應考慮每年接受**乳房超音波檢查**（適合較年輕的婦女），**而50歲以上則要考慮一年做乳房攝影（健保有給付每兩年可檢查一次，有機會找到0.5公分以上的早期腫瘤），另一年做乳房超音波檢查。**

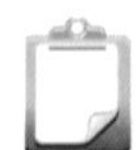

乳房自我檢查的問題

婦女當然可以每月自我檢查乳房，因為不必花錢（自己及政府的錢）又方便（不用尷尬地讓別人檢查自己的乳房）。

但**自我檢查的盲點在自己摸到腫瘤時，腫瘤細胞多半已經達到2～3公分大，已經屬於第二期以上的乳癌**，所以國外研究發現只靠自我或靠醫師觸診檢查乳房，對**乳癌死亡率**的下降幾乎沒有多大幫助。

所以**不能只靠自我觸診來篩檢乳癌，還要加入定期乳房超音波或乳房攝影才能找到治癒率高的初期癌症。**

台灣地區2003年大腸癌及胃癌的發生率分佔第三及第八名，2008年的癌症死亡率分佔第三及第五名，所以**大腸癌及胃癌的篩檢十分重要**。當然最準確的工具就是大腸鏡及胃鏡的檢查。這種內視鏡的檢查不但可以得到清楚的影像，還能同時做特殊病灶的定位、測量大小及病理切片。所以**經費許可下，應該盡量包括這兩項檢查。**

我們都知道考試要考80分只要努力用功就好，但要考90多分所付出的努力可能比考80分要多很多倍，而考一百分常常還需要運氣。同樣的，我們已經舉了很多可以涵蓋大部分常見疾病的檢查項目，但如果對自己的健康要求很高，可能要花更高昂的代價做更多檢查，**但成本效益越來越低**。

我們在講篩檢概念時提到的**諸葛蓋茲**遇到的問題就是：花了非常高額的代價只能多去除0.9%的雜質（99%→99.9%），除非這件事非常重要，否則不值得投資這項機器設備。人也一樣，要衡量自己的**經濟能力及個人重要性**來選擇篩檢疾病工具及項目。每個人的基本生命權當然都是一樣的，但不可諱言的，真的有人對社會的貢獻就是比較大。若值得花倍數的錢去改善那有限的健康空間，那就去做吧！

還有一件事情非常重要：檢查不是做一次就了結了。汽車和飛機都要定期檢查，這是因為機件會故障及老化，所以需要定期檢查及維修。人也一樣，我們對於重大器官不會只做一次檢查，因為現在正常不能保證以後正常。（否則大家在18歲做一次全身健檢就好，幾乎不會有什麼大病。）所以在**成本效益**的課題上，我們還要回答一個問題：**多久該再做一次？**

篩檢做得越密集越安全，但價格越貴，我們不可能每星期都去做健康檢查吧？除了量血壓、體重及體溫這種不需要花費的檢查，我們沒有時間精力一直去做一堆精密檢查，所以**我們要嘗試去找出一個失誤風險（偽陰性）可以忍受的最大篩檢間隔。**

我們在後面會提到**篩檢間隔**的概念，因為不但和國家及個人健檢支出大有關係，也是一個健檢醫療糾紛的來源！

Chapter **16**

有價值的健康檢查（三）

要有品質良好的報告解說及建議

一、健檢報告出爐才是問題的開始

大家常常都有一個錯覺：就是檢查做完就「沒事」了，其實麻煩才剛剛開始。一般民眾又不是專業醫療人員，看到一大堆密密麻麻的檢查數據及影像檢查報告，有如天書一般，根本就看不懂，或者一知半解：

到底這個異常報告重不重要？

這個報告可信嗎？

治療有急迫性嗎？

需不需要再檢查？

需不需要再追蹤？多久該追蹤一次？

需要戒掉哪些不良習慣？

需要調整飲食習慣嗎？

需要控制體重嗎？

需要什麼樣的運動？

需要服藥或手術治療嗎？

我應該去哪裡求診？

該看哪一科醫師？

該看哪一位醫師？

該如何掛號？……

二、沒有醫師解說的電腦「罐頭報告」和「電腦算命」沒有兩樣

大家可能都玩過**「電腦算命」**吧，輸入出生年月日及時辰，就會得到一張複雜又神祕的星座圖或命盤：你是處女座的就說你做事一絲不苟，但個性龜毛愛碎碎唸；你是獅子座的就說你熱情大方

有領袖氣質，但愛面子而經常被女朋友當凱子買昂貴飾品；你是天蠍座的就說你充滿神祕魅力，但小心眼喜歡記仇……當然還要加上一堆幸運數字、幸運顏色、出門要走哪個方位這些鬼東西。越看越覺得和自己的個性一點都不像，然後才發現原來還要看「月亮星座」、「上升星座」及九大行星的宮位：**結論就是再匯500元買點數，就可以得到星座大師的專業指導！**

很多人拿到一份檢查報告附有詳細的解說，但其實那都是**「罐頭報告」**！電腦罐頭報告的功能其實和電腦算命一樣，只要出現異常值就會跳出一大堆建議及可能的情況，但完全看不懂哪一個才對，哪一個方法才有效！

你明明是男的，卻說你的缺鐵性貧血可能是因為「經期太長」或「經血太多」所引起……

只有最後那一句廢話是真的：「如果身體出現不適的症狀，請回XX科門診追蹤治療。」

很多公司機關為員工安排了健康檢查，卻忘掉**最重要的一件事：應該要請健康檢查的專業醫師幫員工解說健檢報告！**一份沒有解說的健檢報告根本就是一個災難製造器：很多人聽信謠言自己胡亂治療，或任意做飲食調整，不知該到何處就醫而浪費很多寶貴時間及金錢，每天擔心害怕，甚至產生慮病症或恐慌症等嚴重精神疾病！

都已經花了數十萬或數百萬幫員工做體檢，就別忘了再挪出少許經費請醫師做健檢報告解說！專業醫師的一、兩句指示，就比你自己在網路或書本上看到的知識還要有用：**和電腦算命一樣，最後還是要大師親自指點才有用！**

如果你是個體戶，就找你的**家庭醫師**幫一下忙吧，我經常在門診做這種收尾的工作。

三、醫師解說品質等同於健康檢查的品質

很多醫師經常在門診遇到**病患帶了一本厚重又印刷精美的健檢報告，但患者都說看不懂裡面的內容**，希望醫師再講解一次。這是健檢最令人詬病的一部分。

我最喜歡問病人一句話：「你花了四萬元做完檢查，都聽不懂那醫師在解說什麼？今天花了兩百元用健保卡看門診，就要求我再用二十分鐘把整本報告講到你懂，你覺得合不合理？」

很多健檢中心花大筆鈔票投資在昂貴的儀器、裝潢、精美印刷報告、美麗大方的服務人員，但不願投資在報告解說的醫師身上，所以你拿到的報告往往是電腦解釋的、沒經驗的實習醫師、住院醫師、快退休的醫師、忙得要死的院長及主任醫師解釋的。其實很多異常項目根本不重要及不用處理，但**不良的解說使人惶惶終日，食不下嚥！**

醫師若非了解所有系統的疾病，往往會過度強調某些疾病，或者忽略掉重要發現。醫師也可能無法提出好的複檢計畫、生活

習慣改變及預防治療上的建議。

看病或健檢解說不要迷信院長或主任醫師，他們可能剛好也是好醫師，但他們常常太忙或專業不在此，並不能提供最好的服務。他們只適合滿足某些特定人士的需要。

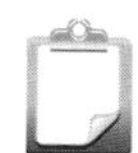

醫師在健檢報告上經常會發現到的問題

很多不正常的報告實際上是不需要處理的。

例如心電圖上的**「竇性心律不整」**及**「不完全性右心束傳導障礙」**對健康沒有妨礙，所以不需治療。

現代的都卜勒心臟超音波非常靈敏，經常可以發現「**極微小**的主動脈閉鎖不全」，若心臟收縮及舒張功能完全正常，就不需任何治療。

你上個月才出現的頭暈、呼吸困難及心悸是因為恐慌症所引起，和這十年來沒有閉鎖不全的「二尖瓣脫垂」其實沒有關係，**以後別再到處跟別人說你有心臟病！**

很多異常的數值其實問題出在標準值的設立。

我們在講工具敏感性的章節有說過，所謂的**標準值**是專家討論過後的妥協結果。而且不同醫院或檢驗中心所用的儀器不同，標準值也會有所偏差。

有些醫院檢查報告的**標準值設得太嚴格，導致一大堆人都**

出現異常報告，只好「再複檢」或者還要再做進一步檢查：例如肝臟發炎指標GPT的標準值是40U/L以下，也就是說當你的報告值是35U/L就算是正常。若幫你檢查的醫院標準值設為27U/L，你就變為肝臟異常了！然後就會得到一堆需要複檢肝功能、檢查肝炎病毒指標及腹部超音波的建議。其實真正肝炎的患者，GPT值可以超過三位數甚至高達幾千，這種正常邊緣的數字只要排除肝炎的危險因子，醫師就可直接宣布肝臟發炎指標正常，不需勞師動眾再做一堆檢查。

醫師可以**參考相關的指標及病患的過去病史及臨床症狀**才下最後的診斷，不像電腦罐頭報告只憑一個數據就決定有沒有生病。

四、正確轉診及客服服務

如同我們前面所提到的觀念：**健康檢查只是發現問題的手段，所以還是需要進一步診斷及治療。**

健檢中心並非門診及一般病房，主要的健康問題後來都要回歸到門診追蹤及治療，所以**正確的轉診非常重要**。健檢中心要有能力找出需要解決的問題、**排列健康問題重要性及優先順序**、轉診到正確科別、追蹤後續檢查及治療狀況。

Chapter 17

認識癌症篩檢工具

早期發現早期治療？

我們來回想媒體上經常出現的公益廣告，提醒大家若出現下列症狀，則可能是癌症發生的**「早期徵兆」**：

大腸直腸癌的警訊：大便習慣改變、大便變細、裡急後重、大便帶有鮮血。

肺癌的警訊：久咳不癒、咳血、呼吸困難、胸悶、胸痛、呼吸喘、食慾不振、疲倦及體重減輕。

子宮頸癌：性交後出血，陰道不正常的出血、坐骨神經痛、下腹疼痛及排尿困難。

乳癌警訊：無痛性乳房腫塊、乳頭凹陷、乳頭有帶血分泌物、乳房外型改變、乳房皮膚有橘皮樣變化、乳房紅腫或潰爛。

其實，這些哪是早期症狀，多半都是末期了。

我們一再強調**重大疾病要篩檢在症狀前期**，就是希望爭取治癒的機會，所以必須要付出一點代價及時間：沒有付出就沒有收穫！

苦勞不等於功勞

很多健檢單位號稱歷年來發現了多少個癌症病人，但他們都沒回答一個問題：這些人後來的五年存活率有比沒做健康檢查的人還高嗎？死亡率有大幅下降嗎？

癌症篩檢的目的不是「找到腫瘤」，而是找到可以治癒或延長存活率的「早期腫瘤」！

癌症篩檢需考慮的問題包括：

哪些危險族群該被篩檢？

從幾歲開始篩檢？

使用什麼篩檢工具？

需要定期篩檢嗎？

若需定期篩檢，應該多久做一次？

篩檢癌症工具的選擇

篩檢癌症盡量以**影像檢查**及**細胞檢查**為主，但有些癌症初期則要靠**民眾自我檢查**或**醫師的理學檢查**才能發現。

常見的影像檢查包括**X光、超音波、內視鏡、電腦斷層、核磁共振（或稱磁振造影）、正子造影**等。

影像的好處在於可以看到**腫瘤大小、數目、腫瘤型態、可以定位**而幫助日後的切片病理檢查、癌症分期及手術治療。

影像檢查提供的最重要的訊息是：**有照片有真相，眼見為信。**

但影像檢查不是百分之百都準確，腫瘤太小（即便是最進步的磁振造影或正子造影，都很難偵測到0.5公分以下的腫瘤）、腫瘤位於死角、拍攝條件不佳、影像品質不好、腫瘤未能顯影、醫師判讀能力等，都會影響檢查結果。

細胞檢查就是病理檢查，可作為腫瘤是否為惡性的最後指標。病理檢查還可以讓我們確立腫瘤細胞的來源、惡性程度、侵犯組織程度，是**判斷惡性疾病的黃金診斷**。

病理細胞的來源可以用抹片（子宮頸癌篩檢）、細針抽取（例如甲狀腺腫瘤）、內視鏡檢查（在施行胃鏡或大腸鏡時，順便切除可疑息肉或夾取腫瘤組織供作病理檢查）或手術切除標本（比較少在健檢中施行）。

很多無症狀癌症要靠民眾自我檢查及醫師觸診視診才能早期發現，例如鼻咽癌、口腔癌、甲狀腺癌、皮膚癌及淋巴癌等。

不同的影像檢查工具對不同腫瘤的敏感性也不相同

一、磁振造影與正子造影

目前敏感性及特異性最高的為**磁振造影（MRI）及正子造影（PET）**，兩者都能偵測出0.4～0.5公分以上的微小腫瘤。**但檢查價格都非常昂貴，並不適宜一般收入民眾作為常規的篩檢工具，剛剛說過：健檢不能只做一次。**（全身癌症磁振造影或全身癌症正子造影每次檢查費用約需新台幣40000元以上。）

磁振造影影像非常清晰，但影片不會自己說哪裡不正常，需要專業醫師仔細地檢查每張影像才能發現出問題。但若進行全身性的掃描，會出現非常多張的影像資料，判讀起來非常費事，所以**還是會受到人為因素而影響到判讀的正確性**。磁振造影的影像可以確定腫瘤的大小及位置，但腫瘤是否為良性或惡性，最後還是需要進行切片檢查才能知道。

正子造影就是利用癌細胞代謝旺盛吸收較多**放射性去氧氟化葡萄糖**的原理，在影像上顯示出亮點，**直接顯示出惡性細胞的位置，**雖然不是百分之百正確，但已經非常具有實用價值，而且在腫瘤細胞還很微小時就能顯像。正子造影本來是**癌症分期、評估癌症治療效果及發現轉移腫瘤的利器**，現在已經有很多健檢中心利用它當作癌症篩檢工具。最新的**PET/CT正子斷層造影**不但可以在影像上看到腫瘤分佈的位置及數目，也可以清楚呈現身體的解剖構造和癌細胞的相關位置。

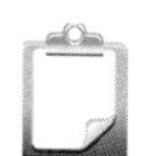

正子造影對於癌症診斷的敏感性與特異性

1、肺癌：敏感性：96%，特異性73%。

2、大腸直腸癌：敏感性85%，特異性71%。

3、淋巴癌：敏感性90%，特異性93%。

4、頭頸部腫瘤：敏感性93%，特異性70%。

5、食道與胃部腫瘤：敏感性96%，無特異性資料。

（資料來源：Supplement to Journal of Nuclear Medicine, Volume 42, No. 5, May 2001）

二、超音波

超音波可以廣泛用於多種器官的癌症篩檢：例如甲狀腺、乳房、腹部重要器官（肝、膽、胰、脾、腎）、骨盆腔器官（子宮、輸卵管、卵巢）及攝護腺等。

因為**執行方便、價位適中且幾乎沒有副作用，非常適合用於常規的定期癌症篩檢，特別是兩次篩檢間隔較短的肝癌篩檢（敏感性約65～80%）**。

超音波的敏感性與特異性都很不錯，多半0.5～1公分以上的病灶就能顯像出來。同樣的，超音波報告的準確性也受到操作者的經驗及判讀能力的影響。

三、內視鏡

消化道癌症篩檢工具中，敏感性及特異性比較好的篩檢工具就是**胃鏡（偵測胃癌的敏感性約85%）與大腸鏡（偵測大腸直腸癌的敏感性約95%）**，若有經費問題或施行困難時，才考慮做敏感性及特異性稍差的**上下消化道攝影**（喝下或自肛門灌進顯影劑，然後照X光），或者更初步的**糞便潛血反應**（偵測大腸直腸癌敏感性約30～50%）。糞便潛血可重複施作來提高敏感性。

四、X光

X光是最常用的影像檢查，價位十分便宜。但**除了乳房攝影之外，X光並不是很好的癌症篩檢工具。**

常見的健檢套餐中幾乎都有正面及側面的胸腹部X光檢查，但其**主要目的並不是專為篩檢腫瘤而設計的。X光可以清楚顯示骨骼、結石、鈣化、纖維化、液體及空氣，但對於軟組織則很難辨認。**

胸部X光主要可以看到肺部、心臟、氣管、肺動脈及胸廓骨骼的影像；腹部X光可看見胃腸空氣、骨骼脊椎、不明顯的肌肉及腎臟影像。

大家都以為胸部X光是一個很好的篩檢肺癌工具，事實上小於1公分的腫瘤很難被明顯看出來，**能清楚被看見的肺部腫瘤往往已經不是初期。**胸部X光**存在太多死角**（縱膈腔、心臟周邊、骨骼影像重疊處及橫膈膜附近等）而使肺部腫瘤被其他器官影像遮蔽；另外，肺癌初期的影像很難和正常組織分辨清楚，很多疑似腫瘤常常都證明是良性組織，造成病患的恐慌及更多無謂的檢查。

另一個問題是**不同的醫師經常會對影像上的發現產生不同的見解**。所以胸部X光對於肺癌的篩檢並不是理想的工具。

胸部X光雖然不是理想的肺癌篩檢工具，但卻是最常用的胸部影像檢查，所以當醫師在胸部X光片上發現疑似腫瘤卻很難判斷良性惡性時，可以**拿出舊片或者在短期內（一到三個月內）再照一張片子來做比較**，看看以前腫瘤是否存在，或者腫瘤大小及外觀是否隨時間明顯改變。就是之前所說的：**不好的篩檢工具，可以透過重複檢查來改善其敏感性**。

若醫師認為惡性機率較大時，就要考慮再做其他影像檢查或切片檢查。即便醫師認定為良性的組織，若該腫瘤或結節為首次發現，最好還是在短期內再追蹤重照一次。

除了偶爾看見癌症骨骼轉移外，**腹部X光一樣幾乎無法用來篩檢早期癌症**。

癌症指標

癌症指標（如甲型胎兒蛋白α-FP、癌胚抗原CEA、CA125、CA15-3、CA19-9及PSA等）**是指某些癌細胞分泌出來的一些化學物質，但正常細胞也有可能分泌相同的物質**。在臨床上其實運用的時機是**在癌症治療（手術、化療及電療等）後用來評估治療效果、癌細胞是否轉移或復發的指標。**

最常被用來做攝護腺癌初期篩檢的PSA，即便和肛門指診合併進行，大部分的研究都顯示敏感性不到50%，也沒有明顯可以降低死亡率的證據。

癌症指標用於術前癌症篩檢敏感性及特異性都很不理想，所以並不推薦用癌症指標來當作篩檢癌症的「單一工具」。雖然國內各大健檢中心幾乎都會在健檢套餐中包含了癌症指標檢查，但基本上只能參考用，還是要以影像及細胞學檢查為主。

癌症指標的最大問題在於當指數明顯上升時，多半已經不是初期可治癒的腫瘤！

用一個股票的術語：「技術線型」是一個「落後指標」，虧過錢的都知道我在說什麼。

我們在Chapter 28再來詳述每個癌症指標的意義。

病毒檢查

常見的癌症相關病毒檢查有和**肝癌**相關的**血清B型肝炎表面抗原（HBsAg）及C型肝炎病毒抗體（Anti-HCV Ab）、和子宮頸癌相關的子宮頸人類乳突病毒DNA測試（HPV DNA test）**及和**鼻咽癌**相關的**EB病毒抗體（IgA EBV Ab）**檢查，但這些檢查**只是代表未來罹患該癌症的危險性，而不能代表一定罹癌或現在正罹患癌**

症！所以當這些檢查呈現陽性時，仍然要再用定期腹部超音波、子宮頸抹片細胞學檢查及醫師檢查頭頸部來早期發現癌症。

B、C型肝炎帶原者的活動性肝炎目前已經有很多**抗病毒藥物或干擾素**可以用來抑制病毒的活性及阻擋肝臟發炎，從而減少肝臟演進到肝硬化及肝癌，所以**早期篩檢出是否為B、C型肝炎的帶原者變得十分重要。**帶原者不再只是定期做腹部超音波來消極地等待癌症出現，而是可以**運用藥物治療肝炎，從次段預防進展到初段預防，積極防止肝癌的發生。**

因為**傳統子宮頸抹片的敏感性平均只有約50%～60%**，所以近年來很多研究發現做子宮頸抹片同時做**人類乳突病毒DNA測試**可以大幅提高偵測**子宮頸上皮內贅瘤**（Cervical intraepithelial neoplasia，癌細胞還局限在子宮頸表皮層）的**敏感性，幾乎可達95%以上**，但特異性不如傳統子宮頸抹片**（偽陽性高）**，所以多半建議合併抹片的細胞學檢查。

癌症基因

有些癌症的**家族病史**非常明顯，例如**肝癌、大腸癌、乳癌及卵巢癌。**

肝癌的家族病史並非基因遺傳，而是來自於**B型肝炎帶原母親的垂直傳染**，所以下一代的子女往往都變成B型肝炎帶原，就等於增加日後肝癌的風險。但這個問題已經被新生兒注射**免疫球蛋白**及日後**接種B型肝炎疫苗**所大幅改善。即便是帶原者，也可以在肝炎發生時用**抗病毒藥**積極治療，預防肝硬化及肝癌的發生。

罹患大腸直腸癌的病人中，20%有家族病史。有兩種常見的**基因異常**引起的大腸癌分別為**家族性腺瘤息肉症**（FAP，Familial Adenomatous Polyposis）及**遺傳性非息肉症大腸癌**（HNPCC，Hereditary Non-polyposis Colon Cancer）。前者約佔大腸癌病患的1%，而後者約3～4%。

罹患乳癌的病人中，20～30%有家族病史，5～10%直接導因於遺傳，其中為人熟知的**癌症基因**為和**乳癌及卵巢癌**相關的BRCA1**及BRCA2基因突變**。當婦女有這其中之一的基因突變，**終生有80%的機會罹患乳癌**，而且發病年齡早於沒有這兩個基因突變者。**有BRCA1基因突變者，終身有35～70%的機會罹患卵巢癌；有BRCA2基因突變者，在70歲之前有10～30%的機會罹患卵巢癌。**

特別是BRCA1及BRCA2基因突變和癌症發生的關係，看起來令人怵目驚心，但還是有一個重要的問題要問：**有這個基因突變的人很多嗎？**

我們前面提過，盛行率高的疾病或問題才值得篩檢。2000年發表於《British Journal of Cancer》的研究顯示，乳癌病人有BRCA1或BRCA2基因突變者分別**只有0.7%及1.3%**；2006年發表於《Cancer Research》的研究，乳癌病人有BRCA1或BRCA2基因突變者**只有2.4%及2.3%**。所以事實上乳癌病患有這兩個基因突變的百分比很少，在未罹病的一般大眾中更少（0.04%及0.4%）。

基因是不會改變的，所以檢查出BRCA1或BRCA2基因突變後，真的有方法可以預防乳癌的發生嗎？**若利用後天的藥物或飲食習慣可以防止癌症出現，其實檢不檢查基因都一樣，就直接用食物、藥物預防就好了。**但事實上到目前為止，並沒有有效預防乳癌發生的方法。

那我們到底幾歲才要去做這項基因檢查？幾歲得知這個事實？你要告訴8歲的女兒有乳癌基因嗎？然後要她18歲考慮先結婚，25歲前生完小孩，30歲去把兩個乳房切除？**人可以這樣被機械性宿命性地安排人生嗎？**

帶有基因者其實增加的還是罹癌的**風險性，一個機率問題**，這機率並不是百分之百，所以回歸到現實面：**有乳癌基因突變的人還是需要定期去做乳房超音波或乳房攝影檢查。**癌症基因篩檢唯一的好處是警告罹癌的風險性，然後使帶有癌症基因者提早進入定期篩檢的計畫之中，**但要付出終生恐懼疾病的陰影：科學算命的代價。**

如果基因可以改變，這個檢查就價值連城！

如果不需切除器官就有辦法預防癌症發生，檢不檢查都一樣！

目前臨床上癌症基因主要用來評估藥物對癌細胞的療效，而非癌症篩檢。

一滴血驗出癌症

真的要說一滴血可以檢查出癌症，那大概就是做一片**血液抹片**，染色後在顯微鏡下篩檢**血癌**細胞吧。

科技越來越進步，現在的檢驗技術已經可以從一管血（一滴是不夠的）找出癌細胞。運用在**癌症治療及癌症是否復發**當然是很棒的工具，但運用在疾病篩檢上，就還要許多突破：

找到癌細胞就代表罹癌嗎？

找到癌細胞就代表是早期癌症嗎？還是腫瘤大到一定地步才會釋放出足量的癌細胞？（和癌症指標的概念一樣。）

若找到很早期的癌細胞，但是腫瘤小到無法從影像檢查上顯影（例如0.4公分以下，連正子造影都顯影不出來），那醫師該如何定位癌細胞位置？

不同的癌症也可能是同一種細胞，例如子宮頸癌、鼻咽癌、皮膚癌、口腔癌、肺癌可能都是鱗狀細胞癌（Squamous cell carcinoma）。所以還要再做很多常規的健康檢查項目，才能找到腫瘤的位置。很多腫瘤到目前為止，還是以手術為最佳治療方法，所以無法定位時，會遇到分期及治療上的困擾。該進行化學治療？手術？還是置之不理？

疾病篩檢的哲學

一個檢查的價值和**治療計畫**息息相關：一定可以痊癒或一定可以預防的疾病沒有篩檢的必要；一個疾病沒有治療的方法或治療後的生活品質令人無法接受，也沒有篩檢的必要。

好的檢查也要有好的價格，我們沒辦法天天吃魚子醬、松露、河豚生魚片配彼得綠（Petrus）及羅曼尼·康帝（Romanee-Conti）紅酒過日子。如果以後正子造影檢查費用降價到新台幣30元，每一秒鐘可以掃描完一人，那每個捷運站入口都可以設一台，進站順便做健康檢查，就可以減少很多癌症的悲劇了！

Chapter **18**

癌症篩檢工具的建議

我們在這裡只能提供一些癌症工具的建議，但並不是說這些工具一定可以使癌症死亡率下降或增加存活時間。真正值得推薦而爭議性較少的癌症篩檢計畫其實寥寥無幾。

1、以子宮頸抹片篩檢有性經驗婦女的早期子宮頸癌。（降低約70%死亡率）

2、以乳房攝影篩檢50歲到70歲的早期乳癌。（降低約30%死亡率）

3、敏感性不高卻有一定成效的糞便潛血檢查，用來篩檢大腸直腸癌。

所謂真的有成效的癌症篩檢並不是延長存活率，**因為存活率較長有時候是一個假象，而癌症死亡率的下降才是真正的篩檢成效**。我們在本書最後一章會來說明這個理由。

還有一件事我在本書中提過很多次：**太多高敏感性的檢查價格太過昂貴，根本不可能用來定期篩檢！**

先看看國內癌症的發生率及死亡率統計，我們才知道該把有限的資源放在哪裡。

台灣癌症發生率與死亡率排行（衛生署統計資料）

前面的章節說過，越嚴重及越常見的疾病越需要篩檢，但要找一個好工具。

台灣地區十大癌症發生率排行（2003年）

男性：**肝癌、肺癌、大腸直腸癌、口腔癌、胃癌**、攝護腺癌、膀胱癌、食道癌、鼻咽癌及皮膚癌。

女性：**乳癌、大腸直腸癌、肝癌、肺癌、子宮頸癌**、胃癌、甲狀腺癌、卵巢癌、子宮體癌及皮膚癌。

台灣地區十大癌症死因排行（2008年）

男性：**肝癌、肺癌、大腸直腸癌、口腔癌、胃癌**、食道癌、攝護腺癌、胰臟癌、鼻咽癌及非何杰金淋巴瘤。

女性：**肺癌、肝癌、大腸直腸癌、乳癌、胃癌**、子宮頸癌、胰臟癌、卵巢癌、白血病（血癌）、非何杰金淋巴瘤。

常見癌症篩檢工具的建議

臨床上**即便同一種檢查其實敏感性都差異很大**，例如傳統子宮頸抹片或腹部超音波的敏感性都會**受到操作者的影響**，世界各國甚至不同醫院或不同醫師所做出來的結果都大不相同，我盡量提供較常見的篩檢工具敏感性研究數據，但敏感性並不是一個定值。

另外，世界上每個地區的疾病盛行率、經濟狀況、可用醫療資源都大不相同。

直到目前為止，**很多癌症篩檢工具都很不完美（太貴不適合經常做，敏感度不高，或疾病太惡性）**，所以專家也很難提出很好的癌症篩檢計畫，或者意見分歧。在此只提供筆者參考多方資料的建議意見。

乳癌

20歲以上女性可以每個月自我進行**乳房觸診（敏感性僅17～26%）**，但是注意自我觸診很難發現第一期以下的乳癌（2公分以下），因為發現越小越早期的腫瘤治療預後越好。醫師臨床觸診的效果也一樣存疑（敏感性約54%）。

40歲（有家族病史可以提前到35歲開始）可以**選擇乳房超音波或乳房攝影**做定期檢查。有學者認為乳房超音波比較適合乳房較小、乳房組織較緻密的年輕族群，建議實施於50歲以前，**但超音波不像乳房攝影可以發現乳癌初期的細微鈣化點**。

實際上世界上大規模的乳房篩檢研究中，能找到初期腫瘤明顯降低死亡率的是**乳房攝影**檢查。**（篩檢50～69歲婦女敏感性約75～90%，特異性約90～95%，約可降低30%的乳癌死亡率，成效卓著。）**

實務上，乳房超音波實施較容易且比較沒有疼痛感，乳房攝影則需要忍受檢查時擠壓的疼痛感。所以比較折衷的意見是乳房攝影與乳房超音波輪替實施。

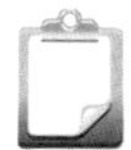

ACS（美國癌症協會American Cancer Society）對乳癌篩檢的建議摘要

1、20歲以上婦女認識乳癌症狀及學習自我觸診。

2、20～40歲間，每三年接受醫師臨床篩檢；40歲以上每年接受醫師臨床篩檢。

3、40歲以上開始定期乳房攝影檢查。

4、若終身乳癌發生風險高於20%的婦女，每年需要考慮磁振造影檢查。

肝癌及其他腹部臟器腫瘤

B、C型肝炎帶原者為肝癌的高風險族群，建議每半年一次以**腹部超音波（敏感性約65～80%）**篩檢肝癌。**甲型胎兒球蛋白AFP（敏感性約41～65%）**只能當輔助參考之用，不能當作單一篩檢工具。**GOT與GPT為肝臟發炎指標而非癌症指標**，但是可以用來評估發炎情況而用藥物治療，積極預防肝硬化及肝癌發生。

腹部超音波同時可以篩檢**膽囊**、**膽管**、**胰臟**、**脾臟及腎臟**的腫瘤，是非常超值的癌症篩檢工具。

肺癌

目前沒有很理想的篩檢工具。

過去使用過**痰液細胞學檢查及胸部X光，都無法發現非常早期的腫瘤**而使病患得到治癒的機會。

2006年有研究報告顯示，每年以**螺旋電腦斷層**（Spiral CT）來篩檢出第一期肺癌，手術後10年存活率約88%（NEJM, Oct. 26, 2006）。但這項檢查的費用仍舊不便宜，每次約需新台幣6000元左右，不易推廣，**而且是否能減少肺癌死亡率仍然沒有定論**。雖然螺旋電腦斷層可以找到較小的肺部腫瘤，**但仍然需要切片甚至手術才能證明腫瘤為惡性與否**，反而增加了很多不必要的檢查項目及病患心理上的負擔。

因為篩檢成效仍然沒有定論，以及大規模螺旋電腦斷層篩檢研究仍在進行中，**所以ACS仍然無法建議一般大眾甚至吸菸高危險群定期做肺癌的篩檢。**

大腸直腸癌

乙狀結腸鏡或**大腸鏡**篩檢大腸息肉與腫瘤是敏感性及特異性最好的檢查工具。大腸息肉有機會轉變為嚴重組織，所以若能**發現息肉而切除，等於是做了大腸直腸癌的初段預防。**

大腸構造為ㄇ字形，由小腸端開始為盲腸、上升結腸、橫結腸、下降結腸、乙狀結腸、直腸然後由肛門出口。**大腸直腸癌發生位置之分佈從下降結腸至肛門口之間佔了約70～80%，橫結腸及上升結腸分佈佔約20～30%。**

乙狀結腸鏡約可檢查肛門以上60～80公分的距離，**檢查前的準備較簡單，只需檢查當天早上灌腸即可**，但檢查範圍只涵蓋了70～80%癌症好發區域，所以可以配合**糞便潛血檢查**增加篩檢敏感度。

大腸鏡（偵測大腸直腸癌的敏感性約95%）可檢查從肛門口至大腸最前端的迴盲瓣處約120公分距離，但檢查之前三日需要吃無渣食物，檢查前一天需要服用瀉劑及大量水分，所以檢查前後都相當不舒服，但可以涵蓋所有大腸的範圍，息肉、憩室、腫瘤及發炎都無所遁形，是篩檢大腸直腸癌最好的工具。若有家族大腸直腸癌病史或者受檢者自己有大腸息肉病史，建議最好施行大腸鏡檢查。

現在的民眾為了減少檢查帶來的不舒服，多半會考慮施行**無痛的大腸鏡**，就是麻醉後再做檢查。所以如果不想遺漏大腸前段（上升結腸及橫結腸）那20～30%長腫瘤的機會，應該考慮做大腸鏡的檢查，反正都已經被麻醉了，多做一段並不會增加痛苦。**麻醉的好處就是可以同時進行兩個使病患恐懼及不適的大腸鏡及胃鏡檢查。**

若不能忍受內視鏡檢查的不適或預算問題，可考慮利用便宜及方便的**糞便潛血反應**（FOBT，Fecal Occult Blood Test）**，敏感性約30～50%**。或者用不會受飲食藥物影響的**糞便免疫化學檢查**（FIT，Fecal Immunochemical Test），有研究其篩檢**大腸直腸癌敏感性約81.8%，對大腸腺瘤約29.5%**（NCI Cancer Bulletin, Sep. 25, 2007），敏感度相當不錯。但糞便檢查結果還是要由大腸鏡來幫助確診。

肛門指診（DRE，Digital Rectal Examination）是醫師戴手套用手指檢查直腸，範圍只能達10公分左右，只能涵蓋10%左右的癌症發生的區域，在疾病篩檢上並不是很實用。

ACS對大腸直腸癌篩檢的建議

50歲以上不論男女都有機會罹患大腸癌或直腸癌，所以建議民眾進行下列的篩檢計畫：

若想**同時篩檢大腸腫瘤及息肉**，可考慮每五年檢查一次乙狀結腸鏡、下消化道攝影及電腦斷層大腸造影（CT colonography）其中之一，或者每十年檢查一次大腸鏡。

若以**篩檢大腸腫瘤**為主，可考慮**每年**檢查**糞便潛血（FOBT）或糞便免疫化學檢查（FIT）**。

有下列情況者為高危險群，篩檢年齡要提前：

1、個人有大腸直腸癌或腺瘤性息肉病史。

2、個人有慢性發炎性大腸炎病史（克隆氏病Crohn's disease或潰瘍性大腸炎Ulcerative colitis）。

3、強烈家族大腸直腸癌或息肉病史。

4、家族腺瘤息肉症（FAP）或遺傳性非息肉症大腸癌（HNPCC）。

子宮頸癌

傳統子宮頸抹片就是最好的工具，好處是幾乎無副作用，政府支付檢查費用，所以可以定期篩檢。但敏感性在世界各國的研究差異很大，由37%～84%都有，但1999年AHCPR（Agency of Healthcare Policy and Research）對全世界84個研究做整合分析，發現傳統抹片的**敏感性約51%，特異性約98%**。敏感性並沒想像的高，所以還是要透過每年連續篩檢來加強敏感性。即便如此，傳統子宮頸抹片檢查對於子宮頸癌死亡率的下降還是具有非常大的貢獻！

較新改良的**液態薄層抹片**（Liquid based cytology test，thin-layer cervical cytology）將檢體經過特殊震盪離心處理去除分泌物、血跡及雜質干擾，處理成極薄的細胞檢體，據說可以提高篩檢的敏感性，但目前還沒有很可靠的敏感性或特異性的資料來證明其優於傳統子宮頸抹片檢查。

最近比較多的研究在於子宮頸細胞的**人類乳突病毒DNA測試**（HPV DNA test），單獨測試可以大幅提高偵測第二級第三級**子宮頸上皮內贅瘤**的敏感性（94.6～97%），但**特異性不如傳統抹片的細胞學檢查（偽陽性高）**。如果合併抹片細胞學檢查，則敏感性近100%（筆者存疑），特異性可提高至92.5%（NEJM, Oct. 18, 2007）。目前液態薄層抹片合併人類乳突病毒DNA測試價位並不低廉（約台幣3000元左右），所以要一般大眾每年定期接受這種新式的檢查還是會有推行上的困難。

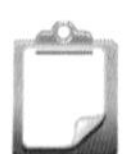

ACS對子宮頸癌篩檢的建議

女性只要有**陰道性行為之後三年內**，都應該開始**每年進行一次傳統子宮頸抹片檢查，或者每兩年進行一次液態薄層抹片**。最遲**不應晚於21歲**開始定期篩檢。

30歲以上可以**每三年**做一次傳統抹片或者新型液態薄層抹片檢查，加上**人類乳突病毒DNA測試**（HPV DNA test）。有特殊免疫系統不全問題的婦女還是建議每年做一次篩檢。

70歲以上婦女若最近連續三次抹片檢查正常或最近十年抹片檢查都正常，可以考慮停止子宮頸癌篩檢。有特殊免疫系統不全問題的婦女還是建議每年做一次篩檢。

若不是因為子宮頸癌的原因同時切除子宮及子宮頸者，可以停止子宮頸癌的篩檢。但若保留子宮頸者，仍然依循上述篩檢原則。

攝護腺癌

攝護腺癌的篩檢可直接用**經直腸攝護腺超音波**（TRUS, Transrectal Ultrasound）檢查，或者先用**血清PSA、游離與全量攝護腺特異抗原比值（F/T ratio）及肛門指診**檢查，若有異常再施行超音波或切片檢查。

研究上肛門指診（DRE）的敏感性可以低到只有18～22%，較高的為55～68%；陽性預測值也很低，約6～33%。PSA若以4ng/mL為標準，敏感性範圍從29%到80%都有；陽性預測值約28～35%。

肛門指診與PSA合併篩檢，陽性預測值可達49%左右。（Rebecca Ferrini等，Screening for Prostate Cancer in American Men, American College of Preventive Medicine, Practice Policy Statement）

經直腸攝護腺超音波TRUS的敏感性約52～86.3%，特異性68～91.4%。但在ACS贊助的「國家攝護腺癌偵測計畫」研究中敏感性並沒有明顯超過PSA（TRUS: PSA = 65.5%：69.25%）。經直腸攝護腺超音波在臨床上多半用於協助測量攝護腺或切片的工具。

但目前為止，並沒有大型研究支持這些篩檢方法真的可以明顯降低攝護腺癌的死亡率。

ACS認為攝護腺癌篩檢還存在很多未解決的問題，所以目前還不能建議大眾進行常規性的攝護腺癌篩檢計畫。

其他癌症篩檢工具建議

胃癌：建議用胃鏡進行篩檢（偵測胃癌的敏感性約85%）。

膀胱癌：尿液分析是否有血尿產生。

鼻咽癌：自我觸診頭頸部或由耳鼻喉科醫師進行理學檢查。檢測IgA EBV Ab只是為了了解是否為高危險族群。

口腔癌：由齒科或耳鼻喉科醫師進行口腔理學檢查。

甲狀腺癌：甲狀腺超音波。

卵巢癌或子宮內膜癌：婦科超音波。

Chapter **19**

癌症篩檢間隔的估計

由汽車保養談起

我們都有保養車子的經驗，而到底該多久進廠保養一次，我們都是聽從汽車原廠公司建議及汽修師傅的意見。耗材及常用的汽車功能需要經常檢查，一些引擎等重大內部零件，則不需經常拆卸檢驗。但隨著車子使用日久，機件老化的現象會增多，所以很多重要零件也需更換，甚至引擎部分需要拆解或維修。

雖然保養車子時，師傅會告訴我們車子出現了哪些該維修的部分或老化的零件該替換，但說實在的，我們根本察覺不出來，只能聽從汽修師傅的建議，因為我們是外行。但大家都知道，**車子會剛好故障在進廠維修那個時候嗎？還是多半發生在兩次進廠保養之間的那五千公里里程？**

當發生故障時，如果已經距離維修時間很久了，我們大概會心想這個問題應該是剛發生的；若進廠保養三天之後就發生故障，那可能是什麼原因呢？

可能是師傅沒檢查出故障的地方，或故障真的發生在維修後。

對於開車的我們而言，我們最期望的狀況是：**重大故障不要出現在兩次進廠之間**，因為沒人知道故障到底會不會出現在準備趕搭飛機之前、高架橋、高速公路、海拔兩千公尺的產業道路，還是後面車陣大排長龍的單行道中？

專家建議的迷思

我們經常聽到很多專家建議我們某某疾病要三年檢查一次或者六個月檢查一次，**到底他們的根據在哪裡？**

該多久檢查一次是一個很重要的課題，因為我們希望被找到疾病時還在可治癒的疾病初期，但我們不希望健康檢查帶來生活上的干擾及付出高昂的時間金錢代價，所以我們期望的篩檢間隔是一個**容許我們早期診斷出疾病卻又花費最少的最長時間**。以子宮頸抹片檢查來說，如果可以每兩年檢查一次，就不必要每年一次；以血糖來說，如果可以每三個月檢查一次，就沒必要每天一次。

篩檢的**成本效益分析**除了在選擇**工具**以外，**篩檢間隔長短（篩檢頻率高低）也決定了花費**：包括政府維護大眾健康的公共支出或者個人的健康預算，所以非常重要。

篩檢間隔還決定篩檢計畫的成敗：疾病出現在第一次篩檢之後，但卻太晚進行第二次篩檢，以至於疾病進入不可治癒期而遺憾終身。**這也是健檢醫療糾紛最常見的來源！**

影響篩檢結果的因素

上一個章節提到ACS對子宮頸癌篩檢的建議裡說：「30歲以上低發病危險性的婦女可每三年檢查一次，高危險群每年需檢查一次；70歲以上婦女若最近連續三次抹片檢查正常或最近十年抹片檢查都正常，可以考慮停止子宮頸癌篩檢。」這種建議合不合理？

剛剛舉的是汽車進廠保修的例子，現在把目光轉回健康檢查。人體和車子一樣，很多器官功能會退化或生病，但人畢竟不是機器，很多器官無法更換，很多疾病無法治療，所以只能小心翼翼地使用這副生命有限的軀體。正確的健康檢查計畫可以讓風險減到最低。

影響篩檢成效有四大要素：

一、疾病症狀前期的長短

二、篩檢工具的敏感性

三、篩檢間隔

四、篩檢時間點

我們來看【圖八】，不同的疾病使用不同的篩檢工具及計畫會產生什麼樣的結果？

【圖八】疾病症狀前期的長短決定疾病被篩檢出來的機率

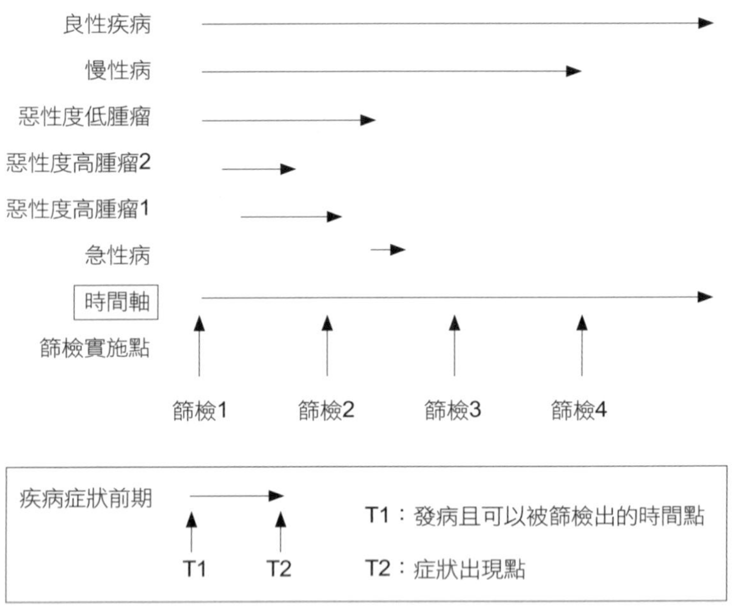

一、疾病的症狀前期

症狀前期就是處於「**發病且可以被篩檢出來的時間點**」到「**症狀出現點**」之間。**症狀前期越長表示疾病越良性**，存在越多機會可以被篩檢出來。（見【圖八】）

當然「已無法痊癒時間點」可以在症狀出現之前或之後。但症狀出現後已經屬於**「臨床診斷」**的範圍，我們就不再討論，本書舉的例子都假設「已無法痊癒時間點」在無症狀之時。

良性疾病的篩檢：

因為**症狀前期無限長**，所以基本上疾病什麼時候被檢查出來都幾乎不會改變結果，也就是完全不會威脅性命。例如皮下脂肪瘤或肝臟血管瘤。

慢性病及惡性度低腫瘤的篩檢：

以高血壓為例，症狀前期高達十年以上，也就是若從來不去理會血壓高低，罹患高血壓後都要經過數年甚至數十年以上才會到達中風或心肌梗塞等重大疾病的終點。因為症狀前期很長，所以只要有檢查，高血壓就很容易被發現。而且治療後可改變預後，非常值得篩檢。**三高疾病、B、C型肝炎帶原、幽門螺旋桿菌感染、肺結核、胃潰瘍、大腸息肉及子宮頸原位癌**，都是很好的例子。

惡性度高腫瘤的篩檢：

惡性度高的腫瘤意味著**症狀前期很短**，可能只有一年、六個月，甚至三個月。所以當你去做篩檢那天，很難碰到腫瘤剛好落於症狀前期。

以【圖八】為例，**某人罹患惡性度高腫瘤1**，第一次接受篩檢時因為腫瘤還沒發生或者大到足以被篩檢出來，所以第一次檢查的結果是陰性。檢查完不久，腫瘤發生了，但是這個病人沒有症狀，所以他到預計的時間點才去做健康檢查（可能是一年後，或者是兩年後），結果第二次篩檢就發現了癌症。若此時**腫瘤還沒到達不可治癒期，他就會很幸運地得到治療而痊癒了。**

另外一個人運氣就沒那麼好，他罹患了**惡性度高腫瘤2**，第一次接受篩檢時同樣因為腫瘤還沒發生或者大到足以被篩檢出來，所以結果也是陰性。檢查完經過一段日子，腫瘤發生了，然後很快出現症狀，而且**腫瘤已經到達不可治癒期，所以無法得到有效治療而死亡。**

惡性度高的腫瘤被篩檢時還處於可治癒期需要有一分運氣，如何讓這個好運氣的機會增加？我們在後面會提到。

急性重大疾病的篩檢：

從發病到不可治癒的時間可能只有三十分鐘，甚至不到十分鐘，例如**缺血性中風、心肌梗塞或嚴重心律不整**等，病人發病後**瞬間殘障或死亡！**

除非我們24小時連續不斷地監測心臟或腦血管，否則我們很難預測何時會發作，我們大概只有住在加護病房會得到這種待遇，因為搞不好活不到三天，所以24小時監測也不為過。

我們對於這些急性重大疾病幾乎只能盡量做到**初段預防**，就是治療其**替代終點**（例如治療高血壓或高血脂）來阻止其發生，但有時候完全不會有預防的機會！

二、篩檢工具的敏感性與篩檢間隔

我們剛剛舉的例子只放在篩檢時，疾病是否仍落在症狀前期，來決定篩檢後的命運。但真實的狀況更為複雜，因為**工具的敏感性不可能到達100%，也就是即便疾病已處在症狀前期，運氣不好的人仍然會被判為正常（偽陰性）！**

所以一個人接受篩檢而報告呈現偽陰性之後，就會有幾種不同的命運：

1、完全不再接受下一次篩檢，就走向「已無法治癒的時間點」。

2、接受第二次篩檢，被篩檢出來了，幸運的是，仍可以治癒。

3、接受第二次篩檢，被篩檢出來了，不幸的是，已不可治癒。

4、接受第二次篩檢，竟然又是偽陰性，又沒被篩檢到，但還有第三次篩檢機會嗎？

我們依據不同疾病、不同工具敏感性及篩檢間隔來分析這些情況：

1、慢性病的篩檢

慢性病的特色就是症狀前期很長，可能要10年以上才會到達不可治癒期。

如【圖九】，若使用**敏感性70%的篩檢工具，即高敏感性工**

【圖九】用敏感性70%的工具篩檢慢性病的結果

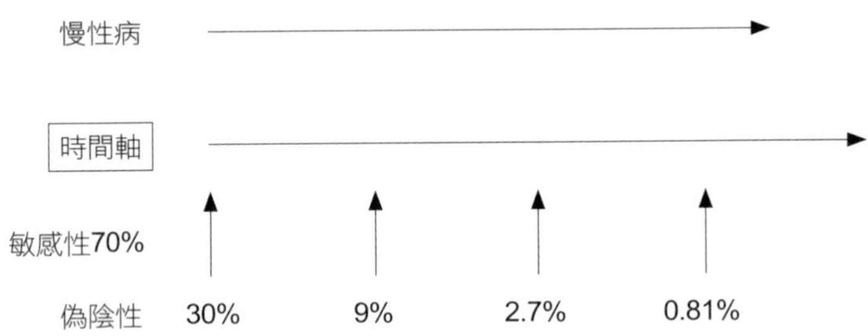

具，篩檢100個有病的人，70個人會被判有病（陽性）；30個有病的人會被判為正常（陰性），即偽陰性30%。

若這30人繼續做第二次篩檢，其中21人會被判有病（30 x 70% = 21），仍被判正常剩9人（30 x 30% = 9），即偽陰性縮減到9%。當我們連續做四次篩檢後，偽陰性只剩0.81%。這就是**症狀前期很長的好處**。

如【圖十】，若使用**敏感性30%的篩檢工具，即低敏感性工具**，篩檢100個有病的人，30個人會被判有病（陽性）；70個有病的人會被判為正常（陰性），即偽陰性70%。

若這70人繼續做第二次篩檢，其中21人會被判有病（70 x 30% = 21），仍被判正常還有49人（70 x 70% = 49），即偽陰性仍然有49%。當我們連續做四次時，偽陰性還有24.01%。若篩檢間隔縮短為一半，共可做七次篩檢，但偽陰性還有8.24%！

我們得到一個結論：

用好工具來做疾病篩檢，次數不必很多就可以幾乎篩出所有的病人。例如敏感性70%的工具，連續檢查四次，就幾乎可以篩檢出每一個病人。

用不好的工具即便重複篩檢非常多次，仍然不能彌補偽陽性帶來的失誤。若疾病非常慢性，我們的篩檢工作可以有機會慢慢做，還不至於走到不可治癒時間點；若遇到很惡性的疾病，早就失去寶貴的治療時機！

【圖十】用敏感性30%的工具篩檢慢性病的結果

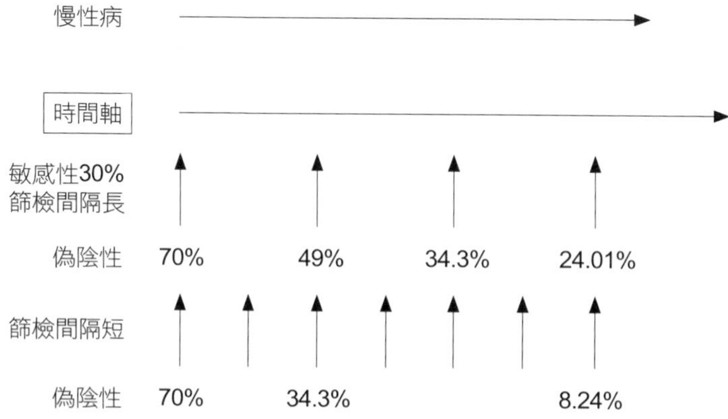

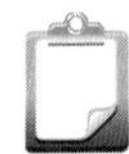

慢性病的篩檢及追蹤

血糖及血脂肪（三酸甘油酯及膽固醇）異常與否，只要用抽血結果是否超過參考值就可以診斷。以後的篩檢間隔往往和**治療計畫或行政規定**有關。

血脂肪很重要，但往往不是很急遽變動的指標，所以在調整飲食運動習慣之後，配合健保藥物治療規定，**每三個月檢查一次**即可。

除非是第一型糖尿病患者正在調整胰島素注射劑量，需要一天自我測試多次血糖，否則常見的第二型糖尿病人在接受口服降血糖藥治療時，不必天天扎手指測量血糖。

天天多次自我測量血糖，不但要忍受針扎疼痛，而且血糖試紙費用長時間累積下來相當可觀，所以剛好有一個很好的工具**HbA1c糖化血紅素**（糖化血色素）可以**每三個月檢查一次**，測出最近三個月的血糖平均值，相當方便可靠。

血壓篩檢及監控比較麻煩，因為每天血壓波動很大，雖然血壓計是很好的工具，但每次檢查血壓都只得到一個**瞬間的血壓值**，很難反映真實的血壓狀況，包括健康檢查當天的血壓值都可能因為禁食脫水、中斷服藥或情緒緊張而失真。

所以建議血壓應該在家自我監控，可事前拿家中的血壓計到醫院診所和醫師的水銀血壓計做校對，若準確性高，以後就在家中天天自我監測。**一般說來一日早晚測量兩次即可，建議選擇同**

一時段，才能比較血壓的變動。

測量到相當高的血壓時，靜坐休息五分鐘後再測量一次。一天之中不需要量太多次血壓，否則經常會產生焦慮的情況。

2、惡性度低腫瘤的篩檢

我們假設某惡性度低腫瘤的症狀前期為20個月，在第一次篩檢時已進入症狀前期。

如【圖十一】，某**惡性度低腫瘤**若用**高敏感性（70%）的工具，每年篩檢一次（篩檢間隔長）**，若疾病在第一次篩檢時已經進入症狀前期，我們在這個篩檢計畫下，有兩次機會可以篩檢到腫

【圖十一】惡性度低腫瘤用敏感性70%工具在不同篩檢間隔下的篩檢結果

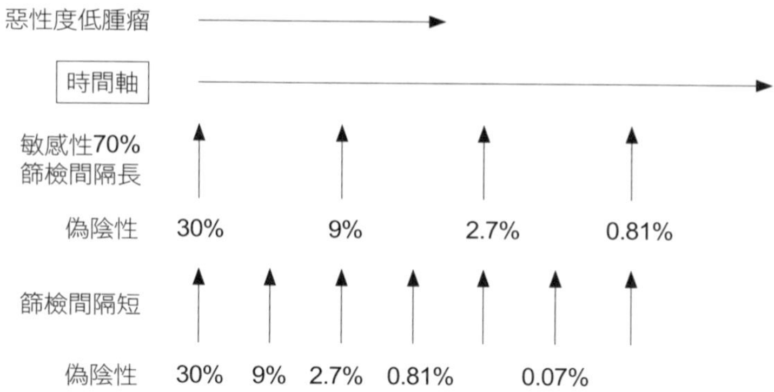

瘤。第一次篩檢後，偽陰性有30%，但第二次篩檢後，就僅剩9%未能在出現症狀前被篩出，成效已經相當好。

若要精益求精，**每半年篩檢一次（篩檢間隔短）**的計畫下，兩次篩檢間隔縮小一半，例如本來每年篩檢一次改成每半年篩檢一次，則在症狀前期結束前共篩檢了四次，偽陽性只剩0.81%，**大幅提升篩檢結果！**

如【圖十二】，若**用低敏感性（30%）工具篩檢，每年篩檢一次（篩檢間隔長）**，篩檢了兩次還留下49%的偽陽性，但已經沒機會再進行第三次篩檢，因為已經出現症狀了！**若篩檢間隔縮小一半，可以篩檢四次，但還有24.01%的偽陽性！**下一次篩檢前，應該已經出現症狀了。

【圖十二】惡性度低腫瘤用敏感性30%工具在不同篩檢間隔下的篩檢結果

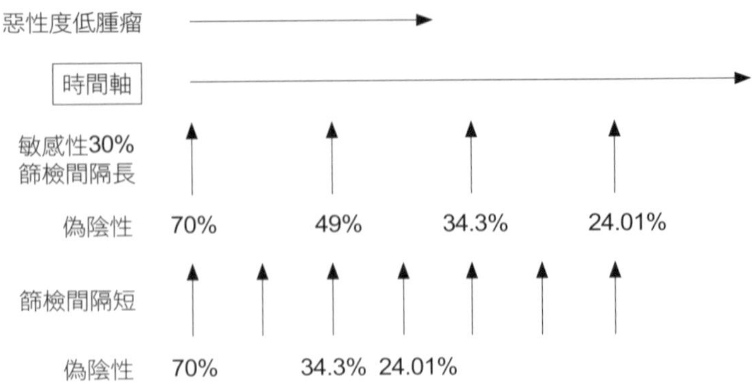

3、惡性度高腫瘤的篩檢

我們假設某**惡性度高的腫瘤1**，發病在第一次篩檢後3個月，症狀前期為11個月；**惡性度高的腫瘤2**，發病在第一次篩檢後第4個月，症狀前期為7個月。

如【圖十三】中的**惡性度高腫瘤1，用高敏感性（70%）工具**

【圖十三】惡性度高腫瘤1，用不同敏感性工具及不同篩檢間隔下的篩檢結果

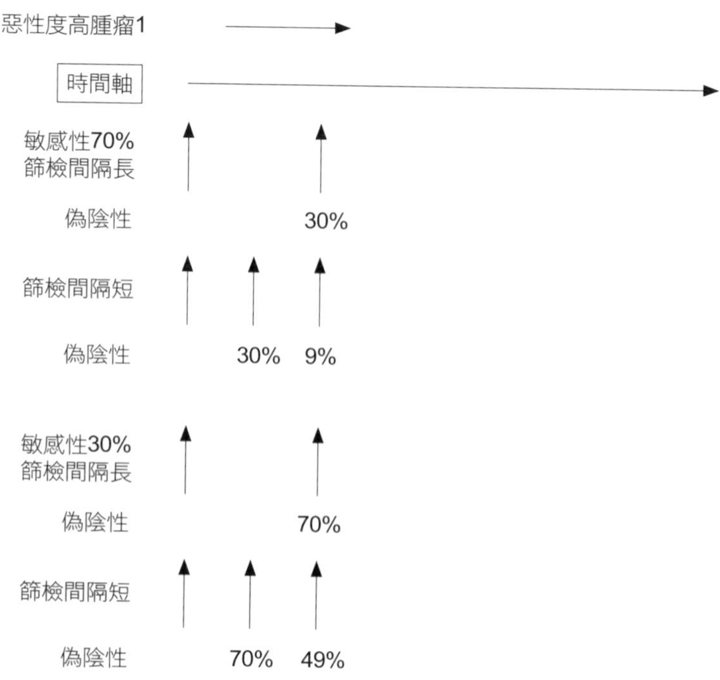

篩檢，每年篩檢一次（篩檢間隔長）。第一次篩檢時根本還沒發病，所以檢查結果幾乎都是正常（因為可能有偽陽性）；但在第二次篩檢之前疾病發生了，所以第二次篩檢時，有70%的機會被檢查出來。若篩檢間隔縮小一半，在第二次及第三次篩檢的時間點，有機會可以篩檢出疾病，所以偽陰性縮小到9%，即91%可被篩檢出來。

若**用低敏感性（30%）工具篩檢，每年篩檢一次（篩檢間隔長）**，有機會連續篩檢了兩次，但只有第二次篩檢時有30%的機會被找到惡性腫瘤，還有70%的偽陰性。就算改成每半年篩檢一次，偽陰性還有49%。

癌症篩檢最常見的悲劇就是用**低敏感性的癌症指標**，或者根本**錯用工具**（用肝臟發炎指標或甲狀腺功能指標）來篩檢癌症！

這是筆者苦口婆心不斷提醒癌症高危險群的民眾一定要注意的地方。

如【圖十四】，**惡性度高的腫瘤2**，因為症狀前期只有7個月，所以在這個每年篩檢一次的計畫中，**不論用哪種敏感性的工具，都篩檢不出來，這是病患及施行健康檢查機構的共同惡夢！**

因為**發病在兩次篩檢的中間**，卻又非常惡性，下次篩檢前就出現症狀而求醫，或到達已無法痊癒時間點。

發生在兩次篩檢中間的腫瘤稱之為**篩檢間隔癌症（Interval cancer）**。

【圖十四】惡性度高腫瘤2，用不同敏感性工具及不同篩檢間隔下的篩檢結果

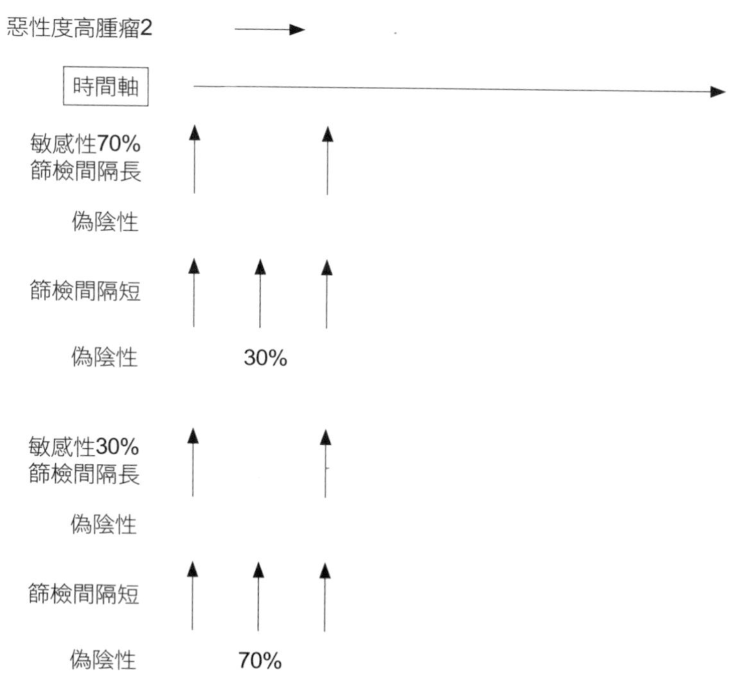

惡性度高腫瘤1及2都是篩檢間隔癌症，但是前者的症狀前期較長，所以在第二次篩檢有機會被發現；後者則是**「前不著村，後不著店」**，症狀前期太短，以一年為一次的篩檢間隔，完全沒機會篩檢到這顆腫瘤，所以我們只能說這個人的運氣太差。

如何改變這種命運呢？就是縮短篩檢間隔！

若這個例子的患者，把篩檢間隔縮短成半年，用高敏感性的工具還有70%能被篩檢出來，用低敏感性的工具還有30%，就是**利用密集篩檢來改變命運！**特別是沒有預算問題的人，或身居高位者！

但永遠記住密集篩檢要付出的代價：費用大幅提高，要花更多時間在檢查上及承受健檢帶來的不適。

三、篩檢時間點

接受篩檢的那個時間點，疾病就剛好位於症狀前期而被順利篩檢出來，這是一件非常**運氣**的事。

那我們如何來增加這種運氣呢？由剛剛的例子我們知道，不同疾病的症狀前期到底多長，我們只能得到一個平均數字，存在很多不可測的因素，不是我們能很好掌控的事。

用高敏感性的工具及縮短篩檢間隔是最容易理解及做到的對策，但這兩者都要付出更高額的金錢及時間：**高敏感性篩檢工具單價高；篩檢間隔縮短相對篩檢頻率高，所以費用會倍數成長！**

既然我們必須花下大量經費在篩檢疾病，以成本效益考量，就要避免篩檢都是空手而回，被篩檢者也會覺得這個檢查毫無意義，最後失去了檢查的興趣，而命運捉弄人，經常在停止檢查以後反而才出現重大疾病。

年齡是最重要的致病因素，因為年齡越大，暴露的危險因子種類越多，暴露時間越長，但身體自我修補能力逐漸下降。

所以**開始篩檢的年齡**就相對重要，我們都是考量民眾有何疾病危險因子，然後才建議開始篩檢的年齡。因為疾病不是一天就會形成，所以**篩檢應該從疾病好發年齡之前開始篩檢，這時剛好就是症狀前期可能出現的時間點**。太早篩檢浪費了很多健檢資源，太晚篩檢則失去了治療時機。

例如台灣婦女的**乳癌**好發在40歲以上，所以35歲以上就可以考量接受定期乳房超音波檢查，到50歲以上可以再考慮乳房攝影檢查。當然乳癌也可能發生在更年輕的婦女，所以20歲以上可以用自我觸診來篩檢腫瘤，雖然不是好工具，但是20～40歲之間並非乳癌好發年齡，這是比較考慮成本效益的方法。

有性經驗的婦女**子宮頸抹片**檢查，其實可以在有性經驗之後就開始篩檢，理由是檢查費用相當便宜。

肝癌好發年齡在50～60歲左右，但是B、C型肝炎病毒帶原很早就發生，所以**在帶原現象被診斷後（經常在20多歲左右可被診斷出來），就要開始定期檢查肝臟發炎指標**，而不是等到肝癌好發年齡才開始用超音波篩檢腫瘤。因為很多慢性發炎病人根本臨床沒有症狀，反覆發炎卻沒治療，最後就會演變成肝硬化及肝癌。

在台灣，很幸運的是，B、C型肝炎病毒帶原者的篩檢工具價位既不高，健保也有給付，所以施行起來相當方便！

所以定期篩檢B、C型肝炎病毒帶原者的目的有兩個：抽血檢查發現及治療**慢性活動肝炎**、用超音波檢查有無**肝硬化及肝腫瘤**。

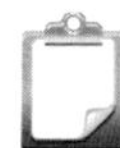

台灣常見癌症好發年齡

（資料來源：行政院衛生署委託研究計畫研究報告，台灣醫學會網站）

肺癌：好發年齡為中年人或老年人，以50～59歲最多。

肝癌：好發年齡為50～60歲。肝硬化併發肝癌的平均年齡是56.7歲，非肝硬化者則為52歲。HBsAg陽性的肝癌病人，其平均年齡是55歲，而在HBsAg陰性且C型肝炎病毒抗體陽性的肝癌病人，其平均年齡是65.7歲。

女性乳癌：好發年齡落在45～55歲間。（2006年衛生署資料）

子宮頸癌：子宮頸癌病人的年齡大約在50歲左右，45到65歲之間佔了所有病例的六成，不過從十幾歲到九十幾歲也都有病例分佈。原位癌病患的年齡平均約在43～46歲，與侵襲癌的平均年齡相差只有4～7年，較歐美文獻報告的10年略微縮短。

大腸直腸癌：以55～70歲的年齡層為多，這種年齡層的組成，在最近幾年有年輕化5～10歲的傾向。

前列腺癌：好發於65～75歲間。台灣地區前列腺癌之平均年齡中位數為73歲，死亡時為76歲。（蒲永孝，1999年，《台灣醫學》）

胃癌：一般以50～70歲為最好發年齡。

鼻咽癌：鼻咽癌的罹患率曲線於15～19歲年齡群開始逐漸升高，於40～44歲左右達到高峰，然後約略維持水平到60～64歲年齡群，自65歲以後，曲線略降。

膀胱癌：好發於50～70歲。

篩檢間隔的估計

我們已經知道**疾病的症狀前期、工具敏感性及篩檢間隔**影響了**偽陰性**（篩檢失誤）的高低。所以我們可以利用一個數學式來描述這個關係：

$E = (1 - S)^{W/I}$ ························公式一

公式兩側取對數後得到：

$I = W \times \ln(1-S) / \ln E$ ············公式二

偽陰性，篩檢失誤率（Error）：E

工具敏感性（Sensitivity）：S

症狀前期，檢查窗口（Detection window）：W年

篩檢間隔（Screening interval）：I年

因為工具敏感性是S，所以偽陰性就是(1 – S)，就是篩檢的失誤率（E）：明明有病卻被判為無病。這個數字越小越好，但不可能為0。

篩檢一次的失誤率為(1 – S)，兩次就是$(1 - S)^2$，三次就是$(1 - S)^3$。同理篩檢一次的敏感性是S，第二次是$1-(1 - S)^2$，第三次是$1-(1 - S)^3$，以此類推。

若施行規律篩檢，在症狀前期能被篩檢的次數為W / I（**＝症狀前期時間 / 篩檢間隔**）。

「理想」上，我們只要知道癌症的**症狀前期、篩檢工具的敏感度**，及設下一個**可以忍受的失誤率（偽陽性）**，就可以用公式二大致計算出合理的篩檢間隔。

一、以惡性度低的子宮頸癌篩檢為例

舉例來說，如【圖十五】，若某醫院的傳統子宮頸癌抹片檢查的敏感性為60%（0.6），子宮頸原位癌症狀前期為六年，篩檢間隔為兩年。也就是如果很規律地每兩年做一次抹片，在症狀前期之間，我們有機會篩檢到三次。

【圖十五】某醫院每兩年用敏感性60%的子宮頸抹片幫民眾篩檢的結果

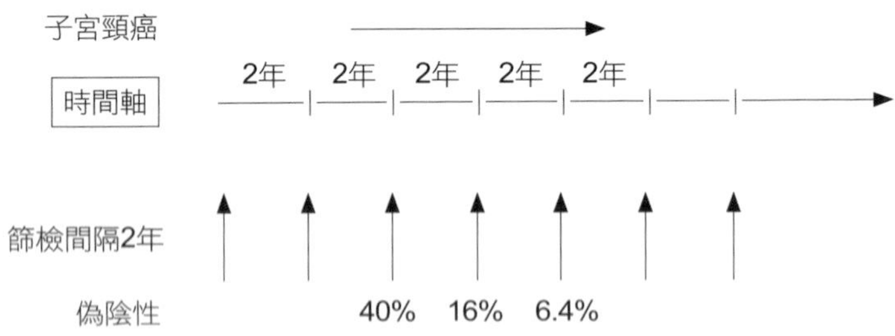

篩檢第一次的偽陰性E1 = (1-0.6) = 0.4 = 40%

篩檢第二次的偽陰性E2 = (1-0.6) × (1-0.6) = 0.4 × 0.4 = 0.16 = 16%

篩檢第三次的偽陰性E3 = (1-0.6) × (1-0.6) × (1-0.6) = 0.064 = 6.4%

直接用剛才的公式

$$E = (1 - S)^{W/I} = (1 - 0.6)^{6/2} = (0.4)^3 = 0.064$$

我們其實可以倒推，就是今天我們可以忍受的篩檢失誤率（偽陰性）若為0.064（6.4%），而我們事先知道子宮頸癌的症狀前期為六年，子宮頸抹片的敏感性為60%，那我們可以算出每兩年篩檢一次就可以達到目標！

當然，6.4%的失誤率我們並不滿意！

若改成**每一年篩檢一次**，在症狀前期中，共可篩檢六次，偽陰性為0.41%，失誤率改善非常多！

如果你是政府子宮頸癌預算的計畫者，你會考慮幾年篩檢一次？

假設每次篩檢需要花費3億元預算；每年做一次，每年需要3億元預算；每兩年做一次，每年只需要1.5億元預算；每三年做一次，每年的預算只需1億元。偽陰性6.4%可以接受的話，就每兩年篩檢一次；若預算足夠，且要求很高，絕不容許偽陰性出現，那可以每年篩檢一次！

二、以惡性度高的肝癌為例

B、C型肝炎帶原者是罹患肝硬化與肝癌的高危險群，所以定期篩檢十分重要！

直徑1公分以上肝癌腫瘤才能被超音波篩檢到，超過5公分以上基本上就很難用手術切除。肝癌細胞每110天倍增，所以直徑1公分腫瘤成長至5公分約需2.07年。但非常惡性的肝癌細胞每30天倍增，所以直徑1公分腫瘤成長至5公分只需6.8個月。

所以我們假定**一般肝癌的症狀前期為2年（24個月），極惡性肝癌為6個月。**

若某醫院腹部超音波篩檢肝癌的敏感性為80%，而甲型胎兒蛋白AFP為50%（台大醫院許金川教授在民國74年的研究顯示，肝癌直徑小於5公分的病人，只有53.8%高於我們常設的標準值20ng/dL）。

若同時做腹部超音波與甲型胎兒蛋白檢查，原則上敏感性可提升到90%（敏感性＝1- (1-0.8) × (1-0.5) = 0.90）。

A、一般肝癌篩檢：症狀前期24個月

假設我們規律地**每12個月篩檢一次**，在24個月的症狀前期中，平均可以被篩檢到2次，得到下列結果：

以腹部超音波來說，偽陰性$E = (1-0.8)^{24/12} = (0.2)^2 = 0.04 = 4\%$

以甲型胎兒蛋白來說，偽陰性$E = (1-0.5)^{24/12} = (0.5)^2 = 0.25 = 25\%$

同時做超音波及胎兒蛋白，$E = (1-0.9)^{24/12} = (0.1)^2 = 0.01 = 1\%$

假設我們規律地**每6個月篩檢一次**，在24個月的症狀前期中，平均可以被篩檢到4次，得到下列結果：

以腹部超音波來說，偽陰性$E = (1-0.8)^{24/6} = (0.2)^4 = 0.0016 = 0.16\%$

以甲型胎兒蛋白來說，偽陰性 $E=(1-0.5)^{24/6}=(0.5)^4=0.0625=6.25\%$

同時做超音波及胎兒蛋白，偽陰性$E=(1-0.90)^{24/6}=(0.1)^4=0.0001=0.01\%$

無論篩檢間隔為何，**單獨使用甲型胎兒蛋白**篩檢肝癌，會有太大的失誤率。

還有前面已經說過，**很多B、C型肝炎帶原者竟然用發炎指標GOT與GPT當作肝癌篩檢工具，幾乎沒什麼機會可以發現早期腫瘤！**

假如用**腹部超音波**篩檢肝癌，**每12個月篩檢一次**，兩年中只有4%機會產生失誤，合併胎兒蛋白檢查下降到1%；若**每6個月篩檢一次**，偽陰性只有0.16%，合併胎兒蛋白檢查為0.01%。失誤率已經非常小。

B、極惡性肝癌篩檢：症狀前期6個月

假設我們規律地**每12個月篩檢一次**，在6個月的症狀前期中，平均可以被篩檢到0.5次，得到下列結果：

以腹部超音波來說，偽陰性$E=(1-0.8)^{6/12}=(0.2)^{1/2}=0.4472=44.72\%$

以甲型胎兒蛋白來說，偽陰性$E=(1-0.5)^{6/12}=(0.5)^{1/2}=0.7071=70.71\%$

同時做超音波及胎兒蛋白，偽陰性$E=(1-0.9)^{6/12}=(0.1)^{1/2}=0.3162=31.62\%$

假設我們規律地**每6個月篩檢一次**，在6個月的症狀前期中，平均可以被篩檢到1次，得到下列結果：

以腹部超音波來說，偽陰性E= $(1-0.8)^{6/6}=(0.2)^1=0.2$ =20%

以甲型胎兒蛋白來說，偽陰性E = $(1-0.5)^{6/6}=(0.5)^1=0.5$ = 50%

同時做超音波及胎兒蛋白，偽陰性E = $(1-0.9)^{6/6}=(0.1)^1=0.1$= 10%

假設我們規律地**每3個月篩檢一次**，在6個月的症狀前期中，平均可以被篩檢到1次，得到下列結果：

以腹部超音波來說，偽陰性E= $(1-0.8)^{6/3}=(0.2)^2=0.04$ = 4%

以甲型胎兒蛋白來說，偽陰性E = $(1-0.5)^{6/3}=(0.5)^2=0.25$ = 25%

同時做超音波及胎兒蛋白，偽陰性E =$(1-0.9)^{6/3}=(0.1)^2=0.01$= 1%

這種情形下，胎兒蛋白完全不適合當篩檢工具，即便每3個月篩檢一次，失誤率還高達25%。

假如用**腹部超音波**篩檢肝癌，**每12個月篩檢一次**，則有44.72%機會產生失誤，合併胎兒蛋白檢查仍有31.62%，所以這樣的篩檢間隔仍然太長，很容易失去最佳治療時機；若**每6個月篩檢一次**，偽陰性為20%，合併胎兒蛋白檢查為10%；若**每3個月篩檢一次**，偽陰性為4%，合併胎兒蛋白檢查為1%。

面對很惡性的腫瘤，**盡量找敏感性較高的工具或合併其他工具，縮短篩檢間隔**，篩檢成效才能改善。當然經常天不從人願……

真的有理想的癌症篩檢計畫嗎？

設計理想的癌症篩檢計畫實際上非常困難，理由如下：

研究結果差異很大

剛才的公式是建築在所有的資訊都很齊備時，才有可能計算出一個合理的篩檢間隔。但實際上工具的敏感性在每個研究的統計結果經常差異性很大，特別是癌症指標類的篩檢。

完美篩檢計畫代價太高

篩檢工具又好、篩檢間隔又短，才能避免漏網之魚。但舉例來說，若肝癌篩檢要用最準的正子造影或磁振造影，每次需要費用新台幣40000元以上，每半年做一次，一年要花費80000元以上；但改為**腹部超音波**可能一年兩次，篩檢花費不到新台幣3000元，若是有B、C肝炎帶原者，健保還有給付。

同一種癌症的症狀前期變異性很大

其實癌症篩檢計畫最大的問題在於**同一種癌症，生長速度可能會差異很大**。以肝癌來說，**極惡性的肝癌可以在六個月內直徑從1公分長到5公分**。若我們用敏感度90%的腹部超音波加胎兒蛋白做篩檢，若偽陰性同樣要達到1%，用剛才的公式算出來：**一般肝癌約每**

十二個月篩檢一次就可達到目標；而極惡性的肝癌幾乎要每三個月就要做一次腹部超音波才來得及抓到這顆腫瘤。

同一種癌症若症狀前期分佈不是很均勻（heterogenous，就是惡性度差異很大），就很難算出多久該篩檢一次！猶如我們幫婦女算避孕的安全期，若經期很不準，安全期就很難估計。若我們都用生長速度最快的腫瘤來估計篩檢間隔，那我們幾乎每三個月就要去醫院報到一次，才能避免錯失掉那顆腫瘤！

所以我們才發現除了像**子宮頸原位癌**這種症狀前期又長，**分佈又平均**（homogenous，**惡性度相差不大**）的癌症，剛好又有很好的篩檢工具，才有可能設計出一個我們今天所看見的每一到三年篩檢一次的計畫。**肺癌**有很多種不同的細胞（小細胞癌、鱗狀細胞癌、腺癌、大細胞癌等），惡性度都不一樣（症狀前期變異很大），又沒有很好的篩檢工具，就很難定出很好的篩檢計畫。

篩檢的誤差不可能因為密集篩檢而趨近零

理想上篩檢頻率越密集，敏感度會越高，也就是偽陰性越少。但事實上並非如此，因為幾種情況會讓某些腫瘤難以現身：

太惡性的腫瘤：一出現沒多久就進入末期，而且又是發生在兩次篩檢之間的篩檢間隔癌症。每一種癌症都可能有這種情形發生。

位於檢查的死角：例如子宮頸癌發生的地方不是抹片檢查木棒

或刷子常採樣的地方；肺癌長在縱膈腔旁（胸腔正中央：心臟、氣管、食道及主動脈等集中的地方）或被其他血管骨頭影像遮掩，很難在影像上和正常組織區分；每次只做乙狀結腸鏡，結果腫瘤真的長在上升結腸。

所以我們在選擇篩檢計畫時，不是花大錢密集篩檢加敏感性超高的篩檢工具就能萬無一失。我連續這麼多的章節，費盡千辛萬苦鋪陳癌症篩檢的知識，只是為了講一件事：

做了健康檢查而又剛好發現可以治療的早期腫瘤，其實歸因於你的「好運氣」，即便我寫了這一堆看起來好像很有學問的東西……

記不記得本書一開始就說：「健康檢查就是在你**出得起的價格下**所安排的一系列**亂槍打鳥**的檢查。」因為如果你很有錢，就可以做一大堆檢查，但會不會抓到鳥就很難說了……

我們在這裡重新審視**癌症篩檢工具**那一個章節中，我所摘錄的幾個ACS（**美國癌症協會**）建議的癌症篩檢計畫，其實他們只是用**發病風險性（就是用盛行率）**來建議篩檢的間隔，並沒有考慮癌症生長快速與否（症狀前期）、篩檢工具的敏感性及可容許的誤差（偽陰性）來計算篩檢的頻率。**這計畫只是有機會篩檢到癌症，卻很難保證可以篩檢到可治癒的早期癌症。**

Chapter **20**

到哪裡做健康檢查？

一般簡易的健康檢查

前面已經說過，如果只是應付考試或辦理證件這種「心照不宣」的檢查，可以到附近診所或各大醫院**家醫科的健康檢查門診**即可。

如果想做**成人健檢**，可以到有和健保局簽約的**內科或家醫科**診所及醫院**家醫科的健康檢查門診**即可。

健兒門診可以至和健保局簽約的**小兒科或家醫科**診所或醫院小兒科健兒門診檢查。

產檢請至婦產科診所或醫院婦產科門診進行。

公司行號及政府機關大量員工健檢

這多半已經是小規模的全身健檢，若檢查項目在抽血、檢驗糞尿、心電圖、胸部X光、子宮頸抹片及超音波的範圍內，可考慮某些健檢中心有能力提供健檢團隊**「到府服務」**，比較不會耽誤公司正常上班的工作。

若是檢查範圍更大、費用更高的套裝健檢，就要到健檢中心去接受檢查了。

健檢中心的選擇：醫院還是專業健康檢查診所？

早期預防醫學的概念還沒成形，全身健康檢查並未受到醫界的重視。以前覺得只要生病再找醫師看病、做檢查就好，沒必要花時間在健康檢查上。而且高昂的檢查費用也不是一般民眾負擔得起。

筆者在1990年初實習醫師時代，就曾在醫院的健康檢查病房工作過。當時健康檢查病房和一般病房沒有兩樣，完全沒有規劃休閒娛樂設施。為什麼要提供休閒娛樂設施呢？因為當時的套裝全身健檢需要三天兩夜才能完成！

以前規劃健檢只考慮檢查的項目，對於流程完全沒有規劃，有些檢查可以在病房完成，照X光則要到放射科去和一般的病人混在一起排隊等待檢查。你會說和一般病人排隊又如何？但花錢來做健康檢查的民眾並不是病人，所以耽誤很多時間來做一個檢查，會讓受檢顧客感到很不舒服。很多立委或政府官員穿休閒服在醫院大廳準備排隊接受檢查是以前經常可以看到的奇景。

即便檢查項目很多，理論上不需要用那麼多時間就可以檢查完，那為什麼會用到三天兩夜呢？原因是來幫顧客做檢查的醫師**並非專職的健康檢查醫師**，他們雖然都是非常專業的專科醫師甚至教授，但他們只能利用門診及行政工作剩餘的時間，抽空來幫病人做檢查，結束後就要趕快離開，因為醫院的工作永遠是一項接一項接踵而來，沒有喘息的時間。所以在檢查過程中，受檢顧客完全沒有機會提一些問題問醫師，只會得到看報告就知道的答案。醫師總是來匆匆去匆匆，然後接下來又是一段漫長的等待時間。這就是為什麼檢查會花掉三天兩夜，以及需要娛樂休閒專區的原因。

後來**專業健康檢查診所**興起，資訊設備的發達，改善了很多以往老式健康檢查軟硬體及流程的缺點。現在的專業健康檢查診所會規劃健檢流程及空間，所以早上一報到後，就依照順序在一個固定空間的不同檢查室完成所有檢查，不必像醫院一樣還要在各檢查單位間遊走。因為健檢不是盛裝打扮出席活動，經常只能著休閒服，臉上帶著飢餓、虛弱及緊張的表情，所以隱私權相當重要。

有專業固定的檢查醫師，也加快了檢查速度及有時間當場回答病患所提出的問題，所以幾乎只需半天就可以完成所有的檢查項目，然後用餐及休閒。到下午就能聽取切片或抹片以外九成五以上的報告，非常有效率，很適合現代的工商社會。老式的健檢中心還要等待一到兩週才能看到結果，另外約時間聽醫師解說，其實已經浪費掉很多時間。

專業健康檢查診所當然也有缺點：**缺乏現在流行的重裝備**如核磁共振、正子造影、64切電腦斷層造影等，所以這部分的需求就要和大型醫院合作。

另外一個重點是，醫院的優勢卻是專業健康檢查診所的弱項：**在醫院做檢查，轉診相當容易，也可以很順利的約診，接受轉診的醫師也可以看到同一份報告**。很多專業健康檢查診所沒有一般門診設置，所以不具治療及進一步檢查能力，就要把找出來的健康問題留給各大醫院門診去處理。

這幾年預防醫學的概念漸漸為大家所接受，不論是醫院或專業健康檢查診所的軟硬體設備、檢查流程、舒適程度、醫師專業程度、客服工作都已日趨完善，不可同日而語，所以選擇到哪種健檢中心做體檢都可以。但是除了檢查過程外，別忘記健康檢查最重要的三件事：**檢查的正確性、醫師解說的專業程度，及完善的轉診追蹤計畫**，這才是健康檢查最重要的目的。

簡單整理兩者之特點：

1、大型醫院健檢中心

優點：實驗診斷科的檢驗結果可信度高、擁有高階健檢的設備、醫師素質較高、具有更侵入性檢查的能力、轉診及治療方便。

缺點：醫師經常不是專任於健檢中心的醫師，比較缺乏熱忱、健檢流程較不順暢、等待時間及總檢查時間過長、報告出爐及解說時間較慢。

2、專業健康檢查診所

優點：服務態度佳、健檢空間較人性化及注重隱私、健檢流程順暢、醫師多為專任於健檢工作的醫師，較具服務熱忱、報告出爐快、客服工作及事後追蹤工作完善。

缺點：高階健檢設備需要和大型醫院合作、多半不提供治療或手術服務、沒有進一步侵入性檢查的能力、需要轉診才能解決健康問題。

Chapter 21

如何看健檢報告？

沒有醫學背景的民眾要看懂健檢報告，本來就是一件很困難的事，因為裡面絕大部分的醫學名詞或檢查項目都是非常陌生的，整份報告完全就像一本「天書」，所以一定要經過醫師的解說才能抓住健康問題的重點。

現在很多更高貴的心血管影像或功能醫學檢查，**若報告只有一頁寫著一行：正常。病人看完後多半會有濃濃的失落感：這一張A4的紙就要3萬元？**

這和花20萬元包牌買彩券卻槓龜的心情一樣。所以**現在的高級檢查報告多半都變成一本數十頁到百頁的精美報告「書」**！後面常常寫著大部分醫師都快看不懂的分子生物化學公式及路徑，就怕顧客不了解那3萬元的價值。

很多民眾聽完解說後其實還是滿腹疑惑，不知如何解決問題，所以解說健檢報告對醫師而言是一門藝術，也需要很多不同系統的專業知識，並不是臨時找一位對健檢項目不熟悉的醫師就能勝任。

看健檢報告的順序

若有醫師解釋，則照各系統的順序解說完畢即可。

若自行閱讀報告，單張式的健檢報告單先看**異常部分**；裝訂成冊報告的則由最後面健檢中心幫你整理的健康問題**總結及建議**開始看起，然後再翻到前面檢查項目查看異常部分的詳細內容為何。

健檢報告的重點

拿到一本健檢報告後，不論是醫師或受檢民眾最關心的是：

異常的部分為何？異常部分有相關性嗎？

報告的可信度如何？需要進一步做確診性檢查嗎？

我的身體本來就存在一些不適的症狀，報告可以解釋這些症狀的原因嗎？

還是我還要加做其他治療？還是經醫師解釋就能解決疑惑？

異常部分有重要性嗎？有複檢或治療的急迫性嗎？

需要立刻解決或是觀察即可？解決順序為何？

簡易的異常報告處理原則

立即需要處理的問題為**急性感染**或**疑似惡性腫瘤**。

以下列舉常見異常報告處理原則：

急性感染症或傳染力強的法定傳染病（多半是細菌感染）：立即治療。例如：尿道炎、肺結核。

慢性感染症：和醫師討論追蹤及治療計畫，但沒有急迫性。例如：B、C型肝炎帶原、梅毒、愛滋病、胃部幽門螺旋桿菌感染。

慢性病：至家醫科或專科門診治療。重點是，**慢慢來，因為存在你身上已經很久了。**例如：高血壓、糖尿病、高血脂、肥胖、過敏，退化性疾病如白內障、腰椎骨刺或滑脫、骨質疏鬆、膝部退化性關節炎等。

無症狀的結石或鈣化：每年追蹤，但牢記結石的位置、臨床意義及產生併發症的症狀。例如：超音波所見的腎結石、肝內結石及小於3公分的膽結石；X光所見的主動脈弓鈣化、骨盆腔靜脈結石。

可能有重要問題的鈣化點：進一步檢查或繼續追蹤。例如：胸部X光顯示肺部上方的鈣化點加纖維化，可能是**肺結核**感染跡象、乳房攝影中的**分岔型、沿乳腺線型分佈及聚集式的鈣化**，有可能是早期乳癌的徵兆、攝護腺鈣化可能有慢性攝護腺炎。

無症狀良性瘤：每年追蹤，或自我觸診。例如：皮下脂肪瘤或纖維瘤、肝臟血管瘤、腎臟血管肌脂瘤、子宮肌瘤。

無症狀水泡（囊腫）：多半無須處理。例如：肝、腎數目少於3顆之囊腫（水泡）、甲狀腺水泡。

需定期追蹤的水泡：卵巢水泡、腎臟兩側各多於3顆以上的水泡、腎臟有隔間或腫塊的水泡，或肝臟5顆以上的水泡。

無須立即治療的息肉：定期追蹤。例如：大腸和直腸小於0.5公分的增生型息肉、小於2公分的胃部增生型息肉、小於1公分的膽囊息肉。

疑似癌症：立即轉診治療。例如：口腔黏膜慢性潰瘍或紅白斑、頭頸部大於1公分的新生腫塊、肺部結節性病灶、乳房或攝護腺發現不明腫瘤、B、C型肝炎帶原者超音波出現肝臟不明腫瘤、0.5公分以上大腸息肉、1公分以上膽囊或胃息肉、胃或大腸出血性潰瘍併腫瘤、子宮頸抹片顯示異常細胞、肝脾併多發性淋巴腫大……

功能性與構造性檢查的差異

一般民眾經常弄不懂，明明抽血檢查顯示肝功能異常，但為什麼肝臟超音波的檢查又說正常，這是怎麼一回事呢？

我經常用一個例子對民眾解釋：「若我用手指大力在你的手臂捏一下，一定很痛，但我請問你，雖然現在你覺得手臂又紅又痛，如果我用超音波或X光檢查你的手臂，你覺得會顯現異常嗎？」

答案是：「當然不會，除非我捏下了一塊肉或捏斷骨頭。」

身體很多器官都是一體兩面的，可以用發炎或失去功能來表現，卻在影像功能上毫無蹤跡；也可以在影像上出現明顯異常病灶，但抽血報告完全正常。當疾病繼續惡化後，兩者就可以同時出現。醫師經常要靠這種差異來決定診斷及治療計畫。

臨床上醫師最常遇到的兩個例子是：

慢性頭痛：若原因為緊張型頭痛、偏頭痛或神經痛，只能由醫師詢問病史得到診斷，任何頭部影像檢查都不可能找出異常；但頭痛原因若是由腦瘤引起，則腦部磁振造影可以幫助診斷。

子宮不正常出血：若由子宮肌瘤、子宮內膜癌或子宮頸癌引起，則用陰道鏡或用婦科超音波可以找到病因；若由荷爾蒙失調或子宮收縮功能所引起，則影像上就很難查出線索，需要由病史或血液檢查得到診斷。

當疾病發生時**單獨在影像上出現異常，卻毫無症狀或相關血液檢查完全正常**，例如初期肺癌或肝癌、膽結石或息肉、子宮肌瘤、骨刺或骨質疏鬆及腎臟水泡或結石等。這種情況我們稱之為**構造性**的疾病。

當然另一種狀況就是**有明顯症狀或驗血報告顯示異常，在影像上卻完全無異常發現**，例如B型肝炎帶原、肝炎、腎功能異常引起的蛋白尿或血尿，這些稱之為**功能性**疾病。

最難懂的是影像上的專有名詞及數據的意義

一翻兩瞪眼的明確診斷如結膜炎、高尿酸、胃潰瘍、甲狀腺亢進或大腸癌這些常見的診斷名詞，其實不是大家最困擾的，最令人頭痛的是影像檢查的專有名詞及數據：息肉、囊腫、糜爛、結節、肝實質病變、肥厚、鈣化、纖維化、抗原、抗體、酮體、亢進、低下、不完全性右心束傳導障礙……這些怪怪的東西。

治療數字或者治療影像是沒有意義的

在健檢解說時，經常會發生一些令人啼笑皆非的事。

顧客：我的三酸甘油酯TG是120mg/dL，怎麼辦？以前都是80左右！

醫師：標準值是150以下，所以沒關係啦，觀察就可以了。

顧客：什麼，觀察？多了50%還沒關係。（完美主義者。）

醫師：120真的不高，大於150～200再開始做生活及飲食調整都還來得及。

顧客：不行，你們一定要想辦法讓我的指數降下來！

醫師：可以靠減重、運動及少吃甜食、油膩與酒精。

顧客：我已經很瘦了，我也不吃甜食及油膩食物，也幾乎不喝酒，而且我天天都運動兩小時，為什麼三酸甘油酯還會高呢？

醫師：我剛剛已經說過了，妳的三酸甘油酯是正常的！不要逼我講出妳不想聽的那個答案：**就是妳的年紀已經……**

顧客：……

其他常見的情況如肥胖引起的脂肪肝、無症狀的輕微脊椎側彎、聽完報告才開始會心悸的二尖瓣脫垂、良性的肝臟血管瘤、找不到癌症的癌症指標上升等，都常常讓受檢者緊張兮兮。

檢查報告還是要配合臨床症狀及病史才能決定其重要性。對身體不會影響的項目，**硬要要求醫師去治療「數字」及「影像」，實際上都是沒意義的。**

受檢顧客看到異常報告後，經常會患得患失，其實都是**完美主義者**加**醫師解說品質不良**下的產物。

下面幾個章節將會列出一些常見的健檢報告中影像報告的意義、參考值與建議事項。但我們不可能一一詳述每個抽血值的意義，因為**本書不是實驗診斷科教科書**，所以我只會盡量列出常見及民眾經常有疑問的異常報告。

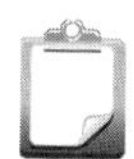

報告解說場景

某先生看到胃鏡報告上胃壁滿佈猙獰的潰瘍，卻說：醫師，我完全都不會痛耶！

我說：**沒辦法，有些人就是神經比較大條**。

他太太說：我胃痛了十多年，最近更嚴重，那為什麼我的胃只有輕微表淺性胃炎而已？

我說：**沒辦法，有人比較「惜皮」**。但是要注意，妳說的胃痛有可能來自於**大腸、肝臟或胰臟疾病，別一直以為是胃炎！**耽誤掉治療時機。

Chapter 22

健檢報告判讀與建議：身體測量與理學檢查篇

身體測量是指身高、體重、腰圍與生命跡象（體溫、血壓、心跳、呼吸）的檢查。

理學檢查是指醫師在臨床上利用視診、聽診、觸診、敲診或內診所發現的疾病。

體重及脂肪率評估

標準體重

男性：（身高–80）×0.7公斤（容許範圍+/–10%）

例如172公分的標準體重為（172－80）×0.7＝64.4公斤（容許範圍58～70公斤）

女性：（身高–70）×0.6公斤（容許範圍+/– 10%）

例如160公分的標準體重為（160 – 70）×0.6 = 54公斤（容許範圍49～59公斤）

身體質量指數（BMI，Body Mass Index）

BMI（kg / m^2）= 體重 /（身高）^{2}

體重單位為公斤，身高單位為公尺。例如：體重73公斤，身高172公分，BMI = 73 / $(1.72)^2$ = 24.6

世界衛生組織對BMI的分類（2004年修訂）：

體重過輕：< 18.5

正常：18.5～24.99

體重過重：25～29.99

肥胖：≧ 30

體脂肪率

男性：<30歲：14～20%，≧30歲：17～23%

女性：<30歲：17～24%，≧30歲：20～27%

腰圍

男性不要超過90公分。

女性不要超過80公分。

腰圍過大的建議：

腰圍超過標準範圍容易產生**胰島素阻抗**，或稱為**代謝症候群**，容易產生高血糖、高三酸甘油酯及高密度脂蛋白濃度不足，日後容易罹患心血管疾病，所以要透過體重控制及運動來改變這個危險因子。

血壓脈搏

血壓

正常血壓：收縮壓小於140mmHg；舒張壓小於90mmHg
理想血壓：收縮壓小於120mmHg；舒張壓小於80mmHg

高血壓的建議處理

血壓值是會變動的，測量血壓應靜坐休息5分鐘以上。

高血壓本身是個無症狀的疾病，不會造成頭暈及頸部痠痛，但長期高血壓會導致**冠狀動脈心臟病**、**腦中風**、**腎病變**、**網膜病變或周邊血管阻塞**。所以血壓是個前哨站，我們之前稱其為中風心肌梗塞的**替代終點**。

高血壓並非急診，找任意時間至門診就醫即可。除非出現**高血壓危相**（或稱為**惡性高血壓**）：**收縮壓大於210mmHg或舒張壓大**

於130mmHg，合併劇烈頭痛、胸悶、半側肢體無力、視力模糊及少尿等**標的器官損害**（Target organ damage），才需要立刻治療。

低血壓的建議處理

收縮壓低於100mmHg時，先注意有無脫水及藥物的影響，然後再考量有無體重過輕、貧血、心臟衰竭或心臟瓣膜疾病。無症狀的低血壓在年輕清瘦的女性十分常見，無須治療。

脈搏

正常成人在休息時，脈搏速每分鐘介於60～100之間，而且是規律的。

異常脈搏的建議

不論脈搏過快或過慢，都還要參考**心電圖檢查**才能下定論。

心跳大於100/min的**竇性心搏過速**可能為**咖啡因飲料**或**藥物**誘發、**甲狀腺亢進**、**貧血**、**低血糖**、心律不整疾病、心臟衰竭、低血壓及脫水等引起。

心跳小於60/min的竇性心搏過緩常出現在**經常運動**的人，若無心悸症狀則觀察即可。若心跳速低於40/min或出現明顯心悸的症狀則要就醫。

眼科常見的問題

慢性結膜炎：可能是感染、過敏、眼睛疲勞、睫毛倒插、乾眼症、長期使用眼藥水或免疫疾病所引起。

結膜結石：慢性結膜炎所引起，由細胞碎片與黏液合成結膜上黃白小點。若無異物感只需觀察即可。

近視性網膜退化與玻璃體混濁：高度近視眼患者經常在視野中看見黑點或團狀物，除非短期內視野出現大量黑點、閃光或視野缺損等**網膜剝離**症狀，否則觀察即可。

白內障：水晶體老化產生硬化或混濁等。糖尿病、高度近視、工作上長期暴露於紫外線或是長期使用類固醇的人，會使白內障提早產生。嚴重影響視力時可手術治療。

眼壓：正常人眼壓平均值約10～21mmHg，過高的眼壓是青光眼的危險因子之一。

視神經凹陷與視神經盤的比例（C/D ratio，cup-to-disc ratio）：若大於40%要小心是否有青光眼，要進一步檢查視野。眼壓與視神經血液供應不良，都是青光眼的危險因子。

耳鼻喉科常見問題

過敏性鼻炎：鼻腔對塵蟎、黴菌、花粉、冷空氣等常見過敏原產生反應而出現慢性鼻塞、打噴嚏、流鼻水症狀。盛行率高，有明顯症狀才需就醫。

鼻中隔彎曲：因為鼻中隔軟骨與硬骨生長速率不同引起，或者因外傷引起，幾乎80%的人有鼻中隔彎曲，但程度不一，無症狀觀察即可。若有合併嚴重鼻塞、頭痛、鼻竇炎，或經常流鼻血等症狀，請耳鼻喉科醫師判斷是否應開刀治療。

扁桃腺肥大：位於口腔後端兩側，淋巴腺的一種，若有反覆感染病史，可能使扁桃腺一直處於肥大狀態。若有**反覆感染**或**影響呼吸**則考慮切除。

腺樣體（增殖體，adenoids）肥大：位於鼻咽部的淋巴組織，一般在成年後會消失。若成年人有腺樣體肥大，還是要考慮有鼻咽癌的風險，需請耳鼻喉科醫師評估是否需切片檢查。

頸部淋巴結腫大：淋巴腺在感染性疾病（呼吸道、口腔細菌或病毒感染）、血液性疾病（白血病、淋巴瘤）、自體免疫性疾病及惡性腫瘤轉移時，均可能變大。若淋巴腺**最近才出現、大於1公分、大小與日俱增、堅硬及無滑動感**，一定要高度重視是否為癌症轉移，需做切片檢查。

胸部聽診

心雜音：多為瓣膜性或先天性心臟病問題，偶爾為貧血或發燒引起。需要用心臟超音波再做進一步檢查。

心律不整：再做心電圖確診。

肺喘鳴聲：氣喘或肺氣腫，建議立刻至胸腔內科門診就醫。

腹部理學檢查

腹部敲擊呈現鼓音：腹脹氣，消化問題或大腸內視鏡檢查時灌入空氣所致。

腹部敲擊呈現沈音：疑似腹水，用腹部超音波確診。

觸診發現肝脾腫大：用腹部超音波確診。

甲狀腺腫大

應用超音波再做確診，一般分為**瀰漫性**或**結節性**甲狀腺腫大。

瀰漫性甲狀腺腫大：多為功能性疾病，如格雷氏症（Graves' disease）或橋本氏甲狀腺炎（Hashimoto's thyroiditis），要參考血液甲狀腺荷爾蒙的數據決定是否需要治療。

結節性甲狀腺腫大（實質病灶）：則要考慮細針切片檢查，判斷為良性或惡性腫瘤。

甲狀腺囊腫（水泡）：觀察即可。

甲狀腺可分泌含三個或四個碘原子的甲狀腺素（T3 及 T4），甲狀腺素很多部分都是與蛋白質結合的無作用形式，**游離型（free form）才是可真正作用的甲狀腺素。甲狀腺促素**則是由**腦下垂體**所分泌，和甲狀腺荷爾蒙在正常時達成平衡，都在正常範圍。當甲狀腺荷爾蒙分泌過多或不足，甲狀腺促素會以拮抗的方式反而下降或上升。

當甲狀腺荷爾蒙T3或T4上升即為**甲狀腺亢進**，此時甲狀腺促素TSH反而會下降；若甲狀腺T3或T4下降即為**甲狀腺低下**，此時甲狀腺促素TSH反而會上升。若經費有限只做簡單的篩檢時，可以只做TSH即可判斷甲狀腺的功能。

有甲狀腺功能異常時最好再加做甲狀腺超音波，看看有無構造性的問題。

下肢水腫

可能是**心臟衰竭**、**肝硬化**、**腎功能異常**、來自於藥物（如鈣離子阻斷劑）或身體的荷爾蒙（如黃體素）改變。先參照其他關於心、肝及腎的檢查報告，再詳細研究用藥或婦科疾病史。

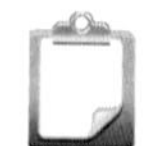

甲狀腺荷爾蒙參考值：

游離四碘甲狀腺素 Free T4：0.6～1.75ng/dL

過高表示甲狀腺機能亢進；過低表示低下。

甲狀腺促素或甲狀腺刺激素TSH：0.1～4.5μU/mL

過高表示甲狀腺機能低下；過低表示亢進。

Chapter **23**

健檢報告判讀與建議：血球篇

全血球計數（CBC，complete blood count）是很基本及重要的檢查，計算每mm^3（μL）含的血球數。血球主要分為**白血球、紅血球與血小板**，分別和**免疫、氧氣輸送與凝血**功能相關。

白血球功能較為複雜，還要看其**分類**才知罹患什麼樣的疾病。

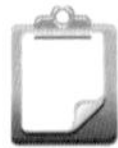

全血球計數參考值

（參考台大檢驗醫學部數據）

紅血球數RBC：男性：4.2～6.2× $10^6/\mu L$，女性：3.7～5.5 × $10^6/\mu L$（記憶法：正常值約500萬。）

血紅素Hb：男性：12.3～18.3g/dL，女性：11.3～15.3g/dL（記憶法：正常值約12以上。）

血比容Hct：男性：39～53%，女性：33～47%（記憶法：數值約為血紅素3倍。）

平均血球體積MCV：79～99 fL（記憶法：80～100。）

鐵蛋白Ferritin：男性：26.6～377ng/mL，女性：3.0-151ng/mL

全鐵結合能力TIBC：275～332μg/dL

血小板數PLATELET：120～320 × 10^3/μL

白血球數WBC：4.0～11.0 × 10^3/μL（記憶法：約4000～10000。）

貧血

看血紅素值就可以判斷有無**貧血（Anemia）**，一般人的血紅素值大約是12g/dL以上，低於此數就稱之為貧血，**若低於10g/dL就會出現較明顯的貧血症狀**：心搏過速、姿態性低血壓（昏厥）、疲倦及喘的現象。

當貧血出現時，依紅血球大小即**血球容積MCV**將貧血分類為小球性貧血（Microcytic anemia）、大球性貧血（Macrocytic anemia）及正血球性貧血（Normocytic anemia）來幫助我們推測病因。

MCV＜80fL小球性貧血：常見為**缺鐵性貧血及地中海型貧血**。

MCV＞100fL大球性貧血：常見原因為**缺乏維生素B12或者葉酸**。前者好發於吃全素者。

MCV介於80～100fL正血球性貧血：有慢性疾病（例如腎臟病）、慢性感染或急性出血。

1、缺鐵性貧血

缺鐵性貧血（IDA，Iron Deficiency Anemia）原因多半來自於血液流失，所以**女性經血過量、痔瘡或大腸息肉腫瘤出血、胃出血**為最重要的三大流失病因。血球檢查很容易看到**血紅素（Hb）、血球比容（MCV）及紅血球數（RBC）都明顯下降**。如果要進一步證明真的為缺鐵性貧血，可再檢查**鐵蛋白（Ferritin）、全鐵結合能力（TIBC）**等，來分辨是否真有缺鐵的情況。

鐵蛋白（Ferritin）：就是**身體鐵質的總儲存量**，當儲存量**過少**產生貧血現象就是**缺鐵性貧血**。若鐵蛋白量**過高**，多半出現在肝病、腎臟疾病、長期輸血或慢性發炎病人身上。

全鐵結合能力（TIBC）：用白話文講就是「失業人口」：缺鐵性貧血因為鐵質少，全鐵結合能力就增加；身體不缺鐵時，全鐵結合能力就下降。所以不是貧血就一定缺鐵！一定要查清楚原因。

2、地中海型貧血

地中海型貧血（Thalassemia）來自於遺傳基因缺陷，區分為α及β兩型。因為**重症地中海型貧血會胎死腹中，或自出生後6個月開始就要定期輸血來維持生命，所以幾乎不會在套裝健檢中發現新的重症病人。**

當你從沒有定期輸血病史卻被診斷為地中海型貧血，是因為基因缺陷較輕微，所以完全沒有出現過貧血的症狀及輸血病史。

我們除了看到**血球比容（MCV）明顯下降以外，血紅素（Hb）多半正常或輕微下降，及紅血球數（RBC）反而上升，我們檢測鐵蛋白量 (Ferritin) 會發現是正常的。這種常見的輕微地中海型貧血根本不需任何治療！**

若想得知自己為哪一種型的地中海型貧血，可進一步做**血紅素電泳檢查（Hemoglobin electrophoresis test）**。

有時候兩者會合併發生，多半出現於女性，本身是地中海型貧血，然後又有經血過量的情形，所以也有缺鐵性貧血。

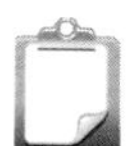

被轉診來看地中海型貧血的72歲婆婆

剛剛已經提過輕度地中海型貧血患者完全不需要治療及追蹤，唯一需要注意的是婚後**計畫生育時，要做遺傳諮詢**，避免雙方都是同型的地中海型貧血而產生需終身輸血的下一代。

但最誇張的是，我看過72歲婆婆做完健檢後，因為有地中海型貧血，竟然被健檢中心轉診到門診就醫。我看一下這位婆婆的血紅素都很正常，就知道她也是輕度地中海型貧血患者，所以我只有淡淡地說：**「婆婆，請問您最近有生小孩的計畫嗎？」**

很多健檢報告解說當場就可以解決，不專業的解說常常製造很多沒必要的健康問題。

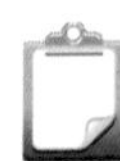

缺鐵性貧血病人經常被轉錯科

我們剛剛有提到缺鐵性貧血的原因不外乎**月經出血量過大**或**消化道出血**，其實很容易用問診的方式知道女性病患是否有經血過量的問題，然後再看糞便潛血就知道有沒有消化道出血，如此就知道需要轉診的科別：**婦產科、腸胃內科或直腸外科**。只要治好了出血的原因，缺鐵性貧血就會慢慢改善。

很多病患連病史都沒被好好詢問就被轉到血液科門診，結果又要轉到別科解決病因；或者就只建議病患補鐵質，卻沒告知病人積極治療出血的地方，這都是很不專業的作法。

我們如果想要在浴缸泡澡，當然要先把出水口用塞子堵住才能裝滿水；若一直不塞塞子，何時才能填滿浴缸？處理缺鐵性貧血的原則也是如此。

我曾看過連續三年血紅素都只有6g/dL的女性缺鐵性貧血病患，我不禁很疑惑地問：您的貧血的原因都很清楚了（經血過量或經期過長），為什麼還不治療？如果妳人一直不舒服，卻不去治療貧血的原因，**每年都花錢檢查一個同樣答案的項目，那做健康檢查有什麼用？**

白血球

白血球是身體**免疫功能**重要的一環，當身體受到外界物質入侵體內，白血球就會吞噬或製造抗體來對付外來物質，引起發炎反應。當外侵物質變多，白血球會製造更多及相對需要的血球類型來對病原、過敏原、化學物質或物理刺激，所以白血球數量及分類都會改變。

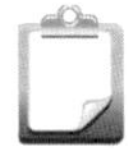

白血球數與白血球分類參考值

白血球數WBC：4.0～11.0 × $10^3/\mu L$（記憶法：約4000～10000）

白血球分類 WBC DC（White blood cell differentiation count）：

中性球（Neutrophil）：40～75%

嗜伊紅球（Eosinophil）：1～6%

嗜鹼性球（Basophil）：0～1%

單核球（Monocyte）：2～10%

淋巴球（Lymphocyte）：20～45%

血球母細胞（Blast）：0%

白血球過低：當白血球數目小於4000 / μL稱為**白血球低下症**（Leucopenia）。病毒感染、脾臟腫大、骨髓造血功能異常及藥物副作用，都可能造成白血球低下。若無特殊原因的白血球低下症可以觀察，但**白血球數低於500/µL，就是非常危險的狀況。**

白血球過高：當白血球數大於11000 / µL稱為**白血球過多症（Leukocytosis）**，常見於急性感染症、急性發炎或骨髓疾病（白血病）。若**白血球大於30000/µL就要注意可能不是一般的感染症，有可能是白血病。**

簡易版白血球分類意義：

中性球百分比上升：常見於細菌感染。

淋巴球或單核球百分比上升：常見於病毒感染。

嗜伊紅球百分比上升：常見於過敏或寄生蟲感染。

嗜鹼性球百分比上升：常見於過敏性疾病。

血球母細胞：正常人血球母細胞只存在於骨髓，**若周邊血管出現血球母細胞，就是指白血病（或稱血癌，Leukemia）**。

血小板過低（Thrombocytopenia）

血小板和凝血功能有關。血小板低下症（Thrombocytopenia）來自於骨髓造血問題、脾臟腫大破壞血小板、藥物作用、自體免疫疾病、敗血症或嚴重感染。當血小板數低於5萬（$50 \times 10^3/\mu L$）就會出現容易出血或皮膚瘀青的症狀，若更低到2萬（$20 \times 10^3/\mu L$）以下，則可能會出現自發性的出血，如消化道出血或腦出血等威脅到生命的危險情況。

Chapter **24**

健檢報告判讀與建議：心血管篇

胸部X光

心臟肥大：最常見的原因是**高血壓或肥胖**，若有心雜音、正坐呼吸、下肢水腫及明顯運動誘發氣喘，要考慮**心臟瓣膜**問題、肺部疾病或嚴重貧血。

主動脈弓鈣化：常見於60歲以上的老人，屬正常生理變化。

肋膜肥厚：曾經有肋膜炎病史留下來的痕跡，常見於肺尖（Apex，肺葉最上端，有可能有肺結核病史）或肋骨橫膈膜角（CP angle，肺葉外側下方）。無症狀者觀察就好。

肋膜積水：肋膜感染、惡性腫瘤或心臟衰竭等原因引起，一定需要就醫。

肺纖維化或鈣化：肺部感染或吸入粉塵留下來的痕跡，若出現在肺葉的上三分之一，要考慮曾有肺結核的病史，需拿舊的X光片比較及配合症狀決定是否至胸腔內科就醫。

靜態心電圖

心電圖可以協助診斷很多心臟病甚至電解質方面的問題，但最重要的是在診斷**心律不整及心肌缺氧（冠狀動脈心臟病）**這兩大類疾病最有價值。很多心電圖上的發現都還要配合症狀、胸部X光或心臟超音波才能做最後的診斷。

因為十二個電極的靜態心電圖檢查的時間不超過20秒鐘，所以沒症狀接受套裝健康檢查的病人，其實很少被發現重大心電圖問題，心臟缺氧及嚴重心律不整多半在急診處及住院病人才有機會被偵測到。**心律不整多半要改用24小時心電圖才比較有機會被正確診斷。**

1、常見不需要治療的心電圖診斷

竇性心律不整（Sinus arrthymia）：因為吸氣或呼氣會使心跳速率忽快忽慢，這是正常生理現象，不需治療。下次做心電圖時閉氣就可以使這個現象消失。

無症狀的竇性心搏過緩（Sinus bradycardia）：心跳小於每分鐘60下，其實**最常發生在經常運動的人身上，因為他們的心肺功能**

較強，所以心跳不需要很快，完全無須治療。另外常見的原因是甲狀腺低下或服用降血壓藥**貝他阻斷劑**（Beta blocker）所引起。若有明顯心悸症狀，就要請心臟內科醫師再評估有無心臟竇房結（Sinus node）的疾病。

右心束傳導障礙（RBBB，Right Bundle Branch block）：右心束因為老化而使傳導速度變慢或完全阻隔，多半不會有症狀，觀察即可。

第一度房室阻隔（First degree AV block）：房室結（AV node）輕微傳導障礙，觀察即可。

2、需要提高警覺的心電圖診斷

竇性心搏過速（Sinus tachycardia）：心搏速每分鐘超過100下，多半會有明顯心悸的症狀。最常見的原因是喝太多含**咖啡因**或酒精的飲料，過度飢餓產生**低血糖**也會發生。疾病類則以**甲狀腺亢進**及心臟傳導問題最常見。竇性心搏過速建議都要就醫檢查，心跳大於每分鐘150下會有生命危險。

心房纖維性顫動（Af）：因為長期**吸菸**導致心房不正常放電，所以心跳變得很不規律。若心跳速率正常則沒有症狀，若心搏速也加快就會產生明顯心悸。這類病人很容易在心臟中產生血塊，是中風的高危險群。

心室早期收縮（VPC）：正常心臟只從心房放電然後傳導到心

室，若心室也產生放電點，心臟收縮就會很不正常，病患會明顯感到心悸。若這種不正常的放電頻率增加，有時候會產生致命的心室心搏過速。

第二度以上的房室阻隔（Secobdary AV block）：比較重度的房室阻隔，要注意演變成完全性房室阻隔，心搏速率會非常慢，導致心悸或昏厥。症狀更嚴重時，有可能需要植入人工心臟節律器（俗稱裝電池），才能維持正常心跳。

在一般健康檢查的靜態心電圖檢查很難發現急性缺血性的變化（狹心症或心肌梗塞），偶爾可見陳舊型心肌梗塞變化（Old infarction）。心肌缺氧的表現多半見於**運動心電圖檢查**或**急性發作**（急診處及病房）。

膽固醇與三酸甘油酯

低密度脂蛋白（LDL）會造成血管硬化，俗稱**壞的膽固醇**，越低越好。

高密度脂蛋白（HDL）可以預防血管硬化，俗稱**好的膽固醇**，越高越好。

三酸甘油酯（TG）和心血管疾病或急性胰臟炎相關。

總膽固醇（T-CHO）的值大約等於LDL + HDL + (TG / 5)。

血中膽固醇主要來源為**肝臟**，只有大約20%來自於食物（蛋黃、內臟、蛋殼海產、肥肉等），所以無法完全由食物控制，也常常和體重沒有相關，當總膽固醇過高而飲食運動效果不佳時，要考慮藥物的治療。運動可以增加HDL及降低三酸甘油酯的血清濃度。

三酸甘油酯TG可因為**肥胖、缺乏運動、過量飲酒、嗜食甜食及油脂**所引起。**當TG高於200mg/dL且T-CHO / HDL > 5時，是一個心血管疾病的危險訊號。**若單純TG高於500mg/dL時要注意**急性胰臟炎**的風險。

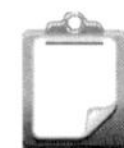

膽固醇與三酸甘油酯參考值

總膽固醇（T-CHO，Total Cholesterol）：< 200mg/dL

低密度脂蛋白（LDL，Low Density Lipoprotein）：< 130mg/dL

高密度脂蛋白（HDL，Ligh Density Lipoprotein）：> 40mg/dL

三酸甘油酯或中性脂肪（TG，Triglyceride）：< 150mg/dL

詳細分類可參考2002年「美國國家總膽固醇教育計畫小組對高血脂症的分類」（NECP，National Cholesterol Education Program）或2003年衛生署「高血脂防治手冊」。

降血脂藥物價格相當昂貴，所以健保給付的規定相當嚴格，並不是出現血脂異常就可以請醫師開藥。原則上沒有心血管疾病或糖尿病的人，若**沒有**兩個以上的心血管危險因子，則需下列四種情況之一才能開立降血脂藥（2008年新規定）：

T-CHO > 240mg/dL或LDL > 160mg/dL或TG > 200mg/dL，同時T-CHO / HDL>5（或 HDL<40mg/dL）或TG > 500mg/dL。

很多健檢中心把膽固醇或三酸甘油酯高於標準值卻不符合健保用藥規定的病患轉診到醫院就醫，結果醫師根本無法開立藥品，浪費就醫時間及金錢。其實在解說報告時，醫師就應告知病患先用運動飲食來改善高血脂症的狀況，3～6個月後再去門診追蹤即可。

另一種例子是膽固醇已經超出開藥標準很多的病患，其實應該建議病患接受藥物治療，效果才會明顯。前面已經說過，食物只佔血液膽固醇的來源約20%，所以過高的膽固醇無法單獨使用食物控制來改善！

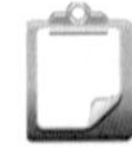

健檢解說場景

顧客：為什麼我都吃素還是越來越胖，膽固醇及三酸甘油酯也越來越高？

我說：你沒看過胖師父跟胖師太嗎？誰說吃素就會瘦？

我又說：牛肉有沒有膽固醇？牛應該都吃素吧？

我再說：減重的重點在減少熱量，膽固醇不能光用飲食就能控制！

顧客：那吃素到底可以減少什麼？

我說：嗯……罪惡感。

血糖

依2003年美國糖尿病協會（ADA，American Diabetes Association）新修訂的診斷標準：

飯前血糖若介於100～125mg/dL稱為**飯前血糖異常**（IFG，Impaired Fasting Glucose）。若**飯前血糖大於126mg/dL就達到糖尿病診斷標準。**

任何時候檢查到**血糖值大於200mg/dL且出現糖尿病典型症狀**（多尿、劇渴及不明原因體重下降）也可以診斷為糖尿病。

還可以做**葡萄糖耐性測試，喝下糖水兩小時後血糖大於200mg/dL**也可以診斷為糖尿病。

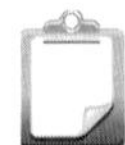

血糖參考值

飯前血糖AC sugar：70～100mg/dL

飯後血糖PC suagr：< 140mg/dL

糖化血紅素HbA1c：< 6.0%

糖化血紅素HbA1c是最近三個月血糖的平均值，是監控血糖相當好的指標，但並非診斷糖尿病的指標！因為平均值正常可能是受藥物控制而達成，或者血糖值仍然會劇烈波動但無法從平均值看出異樣。

糖化血紅素的值，可以利用公式大約估計出平均血糖值。

估算平均血糖公式eAG (Estimated Average Glucose)：
eAG (mg/dL) = 28.7 x HbA1c–46.7

例如HbA1c = 6.0%，估算出平均血糖約126mg/dL；HbA1c = 10.0%，估算出平均血糖約240mg/dL。

尿糖也只是篩檢糖尿病的工具，但不是診斷工具！因為符合糖尿病診斷標準的病人，尿糖可能是正常的。血糖要超過一定閾值，才會出現尿糖。

糖尿病的五大危險因子為遺傳、性別、年齡、**肥胖及缺乏運動**。只有最後兩項是可以操控在我們手中。所以控制體重且使腰圍不要超過標準（男性小於90公分，女性小於80公分），及保持規律有氧運動（一週五天，每天至少30分鐘）才能預防糖尿病發生。

Chapter 25

健檢報告判讀與建議：肝膽篇

評估肝臟功能包括血液及影像檢查。

血液檢查包括B、C型肝炎病毒指標、肝臟發炎指標、白蛋白及膽道相關指標等。

影像檢查以腹部超音波為主。

血液檢查

肝臟疾病主要有**發炎**及**腫瘤**兩類疾病。

肝臟發炎的指標為GOT與GPT這兩種酵素。肝臟每天都有一定量的細胞死去及再生，所以這兩個酵素在血清裡就會維持在一定標準值之下。

肝臟發炎時因為肝細胞遭受破壞，所以會釋出大量的GOT及

GPT至血液中，抽血檢查就會看到這兩個發炎指數上升。**GOT可以來自於肝臟、肌肉或心臟細胞，但GPT一定來自於肝臟細胞**，所以一旦GPT升高，就表示肝臟真的發炎了。

一般說來GPT都會略高於GOT，這種關係在肝硬化時期會反轉，也就是GOT會大於GPT。

正常的GPT值小於40U/L，若大於100U/L時（正常值的2～3倍以上）就要提高警覺，需要請醫師仔細檢查肝炎的病因。**解決掉肝炎的原因，才能真正改善肝臟機能！**

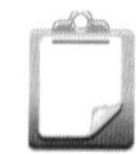

肝膽功能參考值

（參考台大檢驗醫學部數據）

肝臟發炎指標

GOT（AST）：5～31U/L

GPT（ALT）：0～41U/L

GOT：Glutamic Oxaloacetic Transaminase麩氨基酸草醋酸轉氨基酵素；GPT：Glutamic Pyruvic Transaminase麩氨基酸焦葡萄轉氨基酵素

膽紅素：肝炎、膽管阻塞、溶血疾病

總膽紅素T-Bil，Total Bilirubin：0.2～1.0mg/dL

直接膽紅素D-Bil，Direct Bilirubin：0～0.4mg/dL

膽管阻塞指標：γ-GT還可評估酒精性肝炎

鹼性磷酸酶ALP：60～220U/L

加瑪麩胺醯轉移酶γ-GT：0～52U/L

血清蛋白質

總蛋白（Total protein）：5.8～8.5g/dL =白蛋白＋球蛋白

白蛋白（Albumin）：3.5～5.0g/dL

球蛋白（Globulin）：2.3～3.5g/dL

病毒指標

B型肝炎表面抗原HBsAg（s = surface）

B型肝炎表面抗體Anti-HBsAb

HBsAg陰性且Anti-HBsAb陰性：未感染過B型肝炎，可考慮施打疫苗。

HBsAg陰性且Anti-HBsAb陽性：感染過B型肝炎產生抗體或者以前施打過疫苗產生抗體。

HBsAg陽性且Anti-HBsAb陰性：**B型肝炎帶原者**。

C型肝炎抗體Anti-HCV Ab

Anti-HCV Ab陰性：未曾感染 C型肝炎。

Anti-HCV Ab陽性：**感染過C型肝炎，50～80%會變成慢性感染。**

肝臟發炎的主要原因有**病毒性肝炎、藥物肝毒性、酒精性肝炎、來自於膽道疾病、自體免疫性疾病及肥胖（肥胖病人也經常有應酬多、暴飲暴食及飲酒的病史）**，其中又以**病毒性肝炎及肥胖**兩者在健檢時最常見。

肝臟發炎不代表肝功能就不好，較能**反映肝功能的指標**其實是血清**膽紅素及白蛋白！**（其他還有**凝血功能、腹水有無及腦病變**。）肝臟可以發炎得很厲害，卻仍然沒有出現黃疸及水腫，這表示肝臟功能還不錯。若肝臟發炎且膽紅素明顯升高或白蛋白下降，就代表肝功能不好。

膽紅素（Bilirubin）上升和**肝炎、膽管阻塞（腫瘤或結石）及溶血疾病**有關。有時候為了做大腸鏡，要喝瀉劑及灌腸，會造成短暫脫水現象，也會造成膽紅素上升。

膽管阻塞時**鹼性磷酸酶ALP及加瑪麩胺醯轉移酶γ-GT都會升高**，同時膽紅素也會升高。若**只有γ-GT升高**而ALP與膽紅素都正常，則可能是**酒精性肝炎**。

血清白蛋白（Albumin）由肝臟製造。當肝硬化時白蛋白會製造不足；當出現腎臟疾病時，白蛋白會從尿液流失。所以**白蛋白低下要考慮肝腎疾病**。當白蛋白低於3.0mg/dL時，就可能會出現下肢水腫。

B型或C型肝炎帶原：需要**每半年**抽血追蹤肝臟發炎指標、甲型胎兒蛋白及腹部超音波。

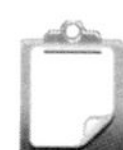

脂肪肝

肝細胞儲存太多脂肪稱之為脂肪肝，原因為**肥胖**（常伴有高血脂症或糖尿病）或者**肝臟發炎**。

很多病人超音波檢查結果都有**脂肪肝**，然後不明就裡地就被恐嚇說以後會有肝硬化及肝癌之類，然後要吃某些補品才能保肝解毒。其實應該先確認**真的有肝臟發炎嗎？**若有，我們應該要照順序把肝炎的原因一一檢視：**病毒感染、酒精藥物影響、膽道發炎或自體免疫性肝炎**等。因為治療病因才是最有效的方法，當肝炎消失，脂肪肝也會消失。所以脂肪肝只是一個現象，而不是單一的疾病，猶如發燒背後有很多病因。

若本身不存在肝炎的原因，目前也沒有明顯發炎的證據，則脂肪肝多半都是**肥胖所引起的，肝發炎指標（GOT及GPT）經常只有略微升高或完全正常，所以根本不需要治療。**

要消除肥胖性的脂肪肝重點在**減重**，瘦下來後脂肪肝就會逐漸改善！而且肥胖的問題應該把眼光放在**糖尿病及心血管疾病**。

腹部超音波（肝膽部分）

腹部超音波是非侵入性、正確性高及成本效益佳的檢查工具。可同時檢查肝、靜脈、膽、胰、脾、腎及很多腹部器官。

肝臟（囊腫）水泡：無症狀的囊腫多半是良性構造，所以觀察即可。但若水泡大於5顆甚至更多（數十顆或數百顆），而且囊腫逐漸變大，要小心是遺傳疾病**多囊肝病**（Polycystic liver disease），會逐漸壓迫正常肝組織最後造成肝臟衰竭。

肝臟鈣化點或結石：若數量不多，多半觀察即可。結石若引起膽管阻塞，就要考慮開刀治療。

肝實質病變（Parenchymal liver disease）：很抽象的翻譯名詞，幾乎無法望文生義。肝實質病變是因為肝臟曾經發炎而增加了纖維組織，所以超音波影像下看起來較為粗糙，所以有人稱之為**肝實質粗糙**。若無明顯肝臟發炎現象，只需觀察即可。

肝硬化（Cirrhosis of liver）：肝臟若持續發炎導致肝臟嚴重纖維化，在超音波下看起來表面凹凸不平、肝實質粗糙、肝臟縮小、脾臟腫大或伴有腹水。肝硬化在臨床上相當常見，例如病毒性肝炎或酗酒者，但在常規健康檢查並不常見。因為肝硬化已經是一個有很多危險併發症的階段，所以應該立刻就醫。

肝臟結節及腫瘤：身體出現的任何**實心病灶，小型的稱為結節，大型的稱為腫瘤。**

肝臟最常出現的**良性腫瘤**為**血管瘤**，多半為影像較白的高回音影像，但不是百分之百準確，有時還是需要再做肝臟磁振造影才能確診。良性**腺瘤**多半和女性服用**避孕藥**有關，小型的腺瘤觀察即可，若腫瘤太大還是有破裂危險，需要切除。

若發現**肝臟結節或腫瘤及肝硬化**，而病患又剛好是**B型或C型**

肝炎帶原者，此時就要小心是肝癌。肝臟也是各種腫瘤經常轉移的場所（例如大腸癌、鼻咽癌等），所以出現肝臟**轉移性腫瘤**時，表示預後不好，但還是要找尋腫瘤來源，才能擬定治療對策。

無法確定良性或惡性的腫瘤，都有可能需進一步做磁振造影或肝臟穿刺檢查。

膽結石：膽結石可以是膽汁濃縮物形成的**色素結石**或**膽固醇結石**，國人多半為前者。無症狀的膽結石是否應治療還有爭議，多半定期追蹤即可，但越大顆的結石越有引起膽道阻塞或引起膽囊癌的危險（**大於3公分**的膽結石）。

有膽結石的民眾要牢記膽結石阻塞膽管後引起的**急性膽囊炎或膽道炎的症狀：右上腹疼痛、黃疸及高燒**，這是急診，需立即就醫。

膽囊息肉：膽囊息肉可以是膽固醇息肉、腺肌症、發炎性息肉或腺瘤。若息肉小於1公分，每年追蹤一次即可；若**大於1公分**就有膽囊癌的可能性，需和醫師商量是否切除膽囊。

Chapter **26**

健檢報告判讀與建議：腹部消化道篇

對於咽喉以下的**空腔消化器**如食道、胃、十二指腸、大腸及直腸等，用**內視鏡檢查**是最佳的方法，可以發現病灶、照相、切片及局部治療。但內視鏡檢查相當不舒服，所以若無心肺疾病或藥物過敏，可考慮無痛內視鏡檢查，即麻醉後再做檢查。

腹部正面X光片不是診斷內臟疾病的好工具，但可以清楚呈現**骨骼（腰、薦椎與骨盆）關節及腸道空氣**的影像，偶爾可看到手術縫線、子宮避孕器、鈣化點或腎臟及膽囊結石。（若要診斷泌尿道的疾病，還需要配合顯影劑才能完成，在一般健檢不會施行這個檢查。）

腹部側面的X光片則是觀察腰椎、薦椎至尾椎疾病的好工具。

胃鏡

和胃酸相關的疾病為**逆流性食道炎、胃及十二指腸潰瘍**。原因可能為**食物刺激**（甜、酸、咖啡因飲料、酒精、刺激性食物及吸菸）、**藥物（止痛藥類）**、**生活壓力**及**幽門螺旋桿菌**感染相關。

逆流性食道炎：胃酸逆流至食道引起黏膜發炎或潰瘍出血，多半病患會出現**胸口灼熱、吞嚥異物感、打嗝及噁胃酸**的症狀。原因為上述刺激性食物、肥胖、食道下端賁門擴約肌功能不良、裂孔疝氣（Hiatal hernia，一部分的胃部組織凸入胸腔）等所引起。可以減少上述刺激胃酸食物、減重、飯後一小時內盡量不要躺下。若症狀很嚴重無法因調節生活習慣而改善，就要考慮藥物治療。

表淺性胃炎（Superficial gastritis）：胃黏膜表層發炎充血，可以是病毒細菌感染及上述引起胃酸增多之原因引起。

胃糜爛（Gastric erosion）：名稱很恐怖，但實際上嚴重程度是介於胃炎跟胃潰瘍之間。胃糜爛代表胃黏膜表層破皮，多半小於5mm以下，有時候也會引起出血。

胃潰瘍（Gastric ulcer）：胃黏膜破皮程度更嚴重，寬度大於胃糜爛，深度可達胃壁的肌肉黏膜層，有時會深到引起大血管出血，甚至胃穿孔。另外還要注意有些潰瘍根本就是**胃癌**，必要時需要切片檢查。

胃炎、糜爛及潰瘍都是要改變會刺激胃酸分泌的生活習慣，用藥物根除幽門螺旋桿菌感染及治療發炎及潰瘍。

幽門螺旋桿菌（Helicobacter pylori）：可以引起消化性潰瘍，甚至有研究認為和胃癌有關。一般人口中幾乎有50～60%的人都有感染幽門螺旋桿菌，但目前只建議**同時有消化性潰瘍及幽門螺旋桿**

菌的患者才需要根除此菌的三合一療法。**單純只感染此菌者，並不需要治療。**

診斷有無幽門螺旋桿菌可用**胃鏡切片、碳13尿素氮呼氣試驗或血清抗體檢查。**

萎縮性胃炎（Atrophic gastritis）：胃黏膜萎縮，常常**被腸黏膜組織取代（腸黏膜化生）**。原因可以是**自體免疫疾病**，多半合併惡性貧血；也可以是**幽門螺旋桿菌引起，有時和胃癌的發生有關**。

胃息肉：常見的胃息肉有**增生型息肉（Hyperplastic polyps）**及**腺瘤型息肉（Adenomatous polyps）**。前者多半小於2公分，幾乎不會有惡性變化；後者多半大於2公分，有癌變的可能性，建議需要切除。

十二指腸潰瘍：和胃潰瘍的原因相似，治療方法也相同。兩者合稱消化性潰瘍。

大腸鏡或乙狀結腸鏡

息肉（Polyps）：大腸及直腸常見的息肉有三種。

第一種為**增生型息肉**，是最常見的類型，外型多半扁平顏色蒼白，大小不會超過0.5公分，這種息肉是良性的，可以觀察或切除。

第二種是**腺瘤型息肉**，外觀較為鮮紅色凸起，息肉會持續長大，特別是**1公分以上有癌變的可能性**，所以建議切除。

第三種是**發炎性息肉（Inflammatory polyps）**，出現在**潰瘍性**

大腸炎（Ulcerative colitis）或克隆氏病（Crohn's disease），在常規無症狀的健康檢查較為罕見。

所以當大腸息肉大於0.5公分時，建議切除順便做病理切片檢查。

若大腸鏡發現大腸內有成千上百顆的息肉，就是我們之前所提到的**家族性腺瘤息肉症（FAP）**，以後發生大腸癌的機會非常高，所以要和腸胃科醫師討論是否該做大腸預防性切除。另外，家屬同樣患有該疾病的可能性也很大，也要考慮做大腸鏡的篩檢檢查。

做大腸鏡及切除腺瘤性息肉，等於做了大腸癌的「初段預防」，所以這是很有價值的檢查及預防性醫療。

胃部或大腸直腸息肉切除可在做胃鏡及大腸鏡時順便施行，不必再多花一次時間重做檢查，所以在檢查前，可考慮先簽下息肉或疑似腫瘤**切片的同意書**，才不必二度受罪！

大腸憩室（Colon diverticulum）：大腸壁上長出的**囊狀構造**，多半沒有症狀，觀察即可。但少數病人會出現憩室出血，或因糞石阻塞而產生**憩室炎**的併發症，未做大腸鏡檢查之前，臨床上很難和其他大腸疾病做鑑別診斷。

痔瘡：肛門附近的靜脈曲張，發生在肛門口以上2～4公分的齒狀線以上稱為內痔，多半不會有疼痛感，但有出血的可能性；發生在齒狀線以下稱為外痔，症狀可以有疼痛或出血，若有發炎或血栓產生時會產生劇烈疼痛。

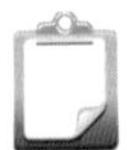

ACS對曾切除大腸直腸息肉患者的篩檢建議

（AFP, April 1 2008）

1、曾有增生型息肉的患者視為大腸鏡檢查正常的族群，10年後再檢查大腸鏡即可。

2、曾有1到2個小於1公分的管狀腺瘤（Tubular adenomas）的患者，即便細胞有低程度的惡性變化，建議5到10年內接受下一次大腸鏡檢查。

3、如果病患有3到10顆腺瘤，其中至少一顆大於1公分，或者出現絨毛狀（Villous features）變化，或者出現高程度的惡性變化（High-grade dysplasia），應該在一年後接受下一次大腸鏡檢查。

4、若病患有10顆以上的腺瘤，應視為有家族病史，應該在3年以內接受下一次大腸鏡檢查。

5、無柄的腺瘤（Sessile adenomas）在切除後，應在切除後2～6個月重新做一次大腸鏡，確認上一次完全切除乾淨。

6、若疑似有遺傳性非息肉症大腸癌（HNPCC）應該每10年接受一次大腸鏡檢查；若確診者，應每1～2年檢查一次。

缺乏運動而久站久坐者易罹患痔瘡，女性懷孕會讓痔瘡惡化。第一級（出血）及第二級（痔瘡會脫出肛門再自動縮回）的痔瘡可以用內科療法（局部痔瘡軟膏或口服止痛藥）或改變生活習慣（多喝水、多吃高纖食物、適度運動）；但**第三、四級痔瘡（用手**

才能推回或完全無法推回）就要考慮手術治療。

但**臨床上不要將不會痛的肛門出血都視為內痔**，因為大腸息肉、憩室、潰瘍性大腸炎及大腸直腸癌都有可能出血，所以一定要用大腸鏡做鑑別診斷。

糞便潛血

糞便潛血檢查（FOBT，Fecal Occult Blood Test）陽性代表消化道出血，飲食含有血紅素或某些特殊藥物如服用過量維生素C、止痛藥。若擔心一般糞便潛血檢查會受飲食藥物影響的話，可改用**糞便免疫化學檢查**（FIT，Fecal Immunochemical Test）增加敏感性。

任何消化道的出血都會讓糞便潛血檢查呈現陽性，**並不專指大腸息肉或腫瘤**，所以**還要再做大腸鏡及胃鏡才能幫助診斷及定位**。上消化道出血可以來自肝硬化併食道靜脈曲張、胃十二指腸潰瘍或腫瘤出血。下消化道出血可以來自於大腸直腸息肉、腫瘤、急性腸炎、發炎性大腸炎或痔瘡。

腹部正面X光

脊椎側彎：嚴重脊椎側彎多半在青春期就可被發現而矯治。一般說來小於20度的脊椎側彎觀察即可，但成年因為**骨質疏鬆、椎間**

盤退化或**壓迫性骨折**會使脊椎側彎惡化，若出現明顯步行異常、背痛、坐姿或站姿不適、背部僵硬，則需找骨科或復健科醫師做進一步診治。

靜脈結石（Pelvic vein phleboliths）：在骨盆腔出現數個圓形鈣化點，多半是骨盆腔靜脈血管壁鈣化所致，這是良性變化，無須治療。

腹部側面X光（腰椎薦椎側面X光）

骨刺（Osteophytes，Bone spurs）：脊椎隨年齡增加退化而從邊緣長出來的贅生骨組織。經常被濫用的名詞，或和椎間盤突出混為一談。除非骨刺有壓迫到脊神經，否則多半和背痛無關。

椎間盤狹窄（Disc space narrowing）：連接兩個椎體之間的盤狀纖維軟骨結構稱為**椎間盤**，等於是一個脊椎受力的緩衝物。但遇到強大外力撞擊或抬重物，可能會破裂而突出，稱之為**椎間盤突出**（HIVD，Herniation of Intervertebral Disc）。除了出現腰部疼痛外，也可能壓迫神經而引起下肢疼痛或影響活動。若休息無法改善，可能就需要復健或手術治療。在X光上可看見兩個腰椎椎體間的空隙變得狹窄。

脊椎滑脫（Spondylolisthesis）：兩塊脊椎間的相關位置因為退化、椎弓骨折或先天因素而造成前後位置落差，**好發在第四及第**

五腰椎之間或第五腰椎與薦椎之間，可能會造成背痛或下肢疼痛。症狀若明顯則需要藥物、復健或手術治療。

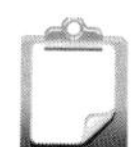

讓骨刺消失的藥

病人：我的腰經常痛，照了X光後發現有很多腰椎骨刺，請問該怎麼辦？

我說：骨刺只是退化問題，它是骨頭的一部分，所以永遠不會消失，而且和你的腰痛無關。腰痛經常是腰椎附近的關節炎、韌帶炎或肌腱炎所引起，真的很痛可以吃藥緩解症狀或看骨科復健科門診。

病人：可是我家那邊有一位很有名的師傅說吃了他的藥以後，腰椎的骨刺就會漸漸消失不見耶，有可能嗎？

我說：如果你吃了他的藥以後，手指頭也漸漸消失，那他的藥就一定很有效。

Chapter **27**

健檢報告判讀與建議：

婦科、腎臟與泌尿系統篇

乳房超音波檢查的常見疾病

乳房纖維囊腫（Fibrocystic changes）：因乳管、乳腺及周邊纖維組織受到女性荷爾蒙的刺激而形成單一或多發性囊腫，可能會造成疼痛，大小會隨月經週期而改變。絕大部分為良性變化，少數學者認為可能和乳癌發生有關。

纖維腺瘤（Fibroadenomas）：最常見的乳房良性瘤，多半沒有疼痛感。若要和惡性腫瘤區別還是要靠細針切片病理檢查。

婦科超音波檢查的常見疾病

子宮肌瘤（Myoma uteri）：子宮最常見的良性瘤，由子宮平滑肌細胞所構成，受到女性荷爾蒙影響會漸漸變大，**停經後會萎縮**，無症狀子宮肌瘤定期至婦產科門診追蹤即可。**若出現嚴重出血、難以控制的疼痛、不孕、流產或膀胱壓迫時，才考慮手術治療。**

子宮內膜肥厚（Endometrial hyperplasia）：女性荷爾蒙濃度過高及黃體素類荷爾蒙濃度不足所引起，可能和多囊卵巢病、某些產生女性荷爾蒙相關的腫瘤，或停經後長期使用女性荷爾蒙有關。子宮內膜肥厚有可能和子宮內膜癌相關，所以需要至婦產科進行子宮內膜刮除術及細胞學檢查，可用黃體素治療。

子宮腺肌症（Adenomyosis）：子宮內膜出現在子宮肌肉層內，是子宮內膜異位症的一種。這是一種良性疾病，但卻可能造成**經痛、性交疼痛或不孕症**。

卵巢水泡：卵巢水泡不一定都是良性的。有可能是正常月經週期排卵的濾泡或黃體、子宮內膜異位症引起的**巧克力囊腫（Chocolate cyst）**、可能有惡性細胞的**皮樣囊腫（Dermoid cyst）**或惡性的囊狀腺癌（Cystadenocarcinoma）等，需要婦產科醫師進一步診斷。

子宮頸糜爛 （Cervical erosion，Cervical ectropion）：又是一個和胃糜爛一樣的恐怖名稱，但其實不是一種病，不需要治療。子宮頸糜爛其實是子宮頸中央的**柱狀細胞外翻**，形成很紅及粗糙的外觀，應該稱為**子宮頸外翻**比較貼切。原因不明，但可能與服用避孕藥或生產有關。

腎臟與泌尿系統

腎臟**功能**的檢查可用血清**尿素氮**、**肌酸酐**、**電解質**、**尿蛋白與血尿**、**血壓及血紅素**來評估。

腎臟與泌尿系統的**構造性疾病**可用腹部超音波、攝護腺超音波、腹部X光及尿液檢查來評估。

評估腎功能的血清指標為**尿素氮及肌酸酐**，而**並非尿酸！**

尿素氮BUN（Blood Urea Nitrogen）：蛋白質分解後在肝臟形成尿素，然後由腎臟排出體外，若腎臟功能異常，血清尿素氮就會升高。

肌酸酐CRE（Creatinine）：肝臟合成肌酸作為肌肉收縮的能量，脫水後變成肌酸酐，然後由腎臟排出體外，若腎臟功能異常，血清肌酸酐就會升高。

腎臟病可來自於**脫水**、**休克**、**心臟衰竭**、**藥物**、**高血壓**、**糖尿病或尿路阻塞等**。初期的腎功能異常往往只見於**尿蛋白或血尿**，等到功能繼續衰退時才會看到血清尿素氮及肌酸酐上升。腎衰竭時還會觀察到難以治療的**高血壓**、**貧血**、**電解質不平衡**等嚴重現象。

高尿酸症好發於**男性**、**肥胖**、**酗酒及嗜食肉類內臟食物**的民眾；女性多半在停經後才比較有機會出現高尿酸症。**無痛風病史的**

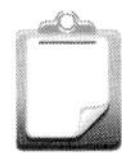

血清腎功能、尿酸與電解質參考值

（參考台大檢驗醫學部數據）

尿素氮BUN或UN（Blood Urea Nitrogen）：4.5～24mg/dL
肌酸酐CRE（Creatinine）：0.6～1.2mg/dL
尿酸UA（Uric Acid）：2.6～7.5mg/dL
鈉離子Na：135～148mmol/L
鉀離子K：3.5～5.3mmol/L
氯離子Cl：98～108mmol/L
鈣離子Ca：2.02～2.60mmol/L
磷離子P： 2.7～4.5mg/dL
鎂離子Mg：0.7～1.03mmol/L

高尿酸症並不需要服藥，只要改變生活習慣及預防脫水即可。若曾出現痛風病史時，則考慮長期服藥來降低尿酸，降低痛風的發生率及對腎臟功能的影響。

在健檢中很少發現電解質不平衡的現象。臨床上電解質不平衡的原因很複雜，例如上吐下瀉、末期腎病及荷爾蒙疾病（腎上腺、副甲狀腺及腦垂體等）。

尿液檢查參考值

尿液試紙檢查，比重 Special gravity：1.002～1.030

比重過低：尿崩症、腎盂腎炎或腎絲球腎炎等。

比重過高：糖尿病或腎病症候群等。

酸鹼度pH：4.5～8.0

pH過低：糖尿病、肺功能異常引起的酸血症、腹瀉或脫水。

pH過高：**尿路感染**、腎盂阻塞、水楊酸中毒、腎小管酸血症或慢性腎衰竭。

尿素膽原Urobilinogen：0.1～1EU/dL

尿素膽原過低：膽管阻塞。

尿素膽原過高：溶血性疾病、肝膽發炎。

膽紅素Bilirubin：陰性(–)

膽紅素陽性：肝膽發炎或膽管阻塞。

尿蛋白Protein：陰性(–)

尿蛋白陽性：腎臟疾病、尿道炎、發燒、感染、劇烈運動或懷孕等。**尿蛋白是很好的腎臟病早期指標。**

尿糖Glucose：陰性(–)

尿糖陽性：疑似糖尿病。每個人讓尿液出現糖分的血糖值並不相同，所以尿糖陽性不見得一定有糖尿病，還是要用血糖確認診斷。

酮尿（酮體）Ketone：陰性(–)

酮尿陽性：嚴重糖尿病、酸血症、懷孕、腹瀉嘔吐、飢餓或高燒等。健檢最常見的酮尿陽性原因是**飢餓**。

潛血Occult blood：陰性(–)

潛血陽性：**尿路感染、女性經血污染、結石、腫瘤**、腎臟發炎、腎臟膀胱挫傷或劇烈運動。

白血球WBC：陰性(–)

白血球陽性：尿路感染、腎絲球腎炎或間質性腎炎。

亞硝酸鹽Nitrite：陰性 (–)

亞硝酸鹽陽性：尿路感染。

尿液沈渣檢查

紅血球RBC：0～1/HPF

紅血球陽性：尿路感染、女性經血污染、結石、腫瘤、腎臟發炎、腎臟膀胱挫傷或劇烈運動。

白血球WBC：0～5/HPF

白血球陽性：尿路感染、腎絲球腎炎或間質性腎炎。

表皮細胞Epithelial cells：0～5/HPF

表皮細胞陽性：尿路感染、陰道分泌物或腎臟疾病。

圓柱體Cast：無

紅血球圓柱體：腎絲球腎炎。

白血球圓柱體：腎盂腎炎、腎絲球腎炎或間質性腎炎。

透明圓柱體：腎病症候群等分泌大量尿蛋白疾病。

結晶：無

結晶陽性：可能有尿路**結石**形成。

腎臟超音波

單純腎臟囊腫（水泡，Simple renal cyst）：可能由腎小管堵塞或局部缺血引起，50歲以上約50%的人至少有一顆腎臟囊腫。除非水泡內**有間隔或有腫塊**，否則觀察即可。

多囊腎病（PKD，Polycystic Kidney Disease）：兩側腎臟出現大量囊腫，容易產生感染、結石、血尿、高血壓等疾病，囊腫隨年齡增加而變大，最後會壓迫正常腎組織而導致腎衰竭，是一種和遺傳相關的疾病，常常同時會合併出現**多囊肝病**。

腎結石（Renal stone）：因為水分攝取不足或感染引起結石形成，多半為草酸與鈣磷的結晶。腎結石多半無症狀，所以觀察即可。多飲水可以預防腎結石發生或變大。但結石若從腎盂脫落進入輸尿管時，會引發血尿或嚴重腰腹部絞痛，小於0.4公分的結石比較有機會通過輸尿管，大於1公分的結石則有治療的必要。

血管肌脂瘤（Angiomyolipoma）：常見的腎臟良性瘤，含有血管、平滑肌及脂肪組織。若直徑小於3～5公分則每年觀察一次即可，若腫瘤太大或產生出血狀況，則需要血管栓塞治療或手術切除。

水腎（Hydronephrosis）：腎盂擴大，多半是有先天或後天尿路堵塞的現象，後天原因以結石及腫瘤最常見，若不治療可能會造成該側腎臟功能衰竭，所以需要進一步請泌尿科醫師找出堵塞的病因。

梅毒血清測試（VDRL，Venereal Disease Research Laboratory test）

VDRL正常值：< 1:4。

梅毒血清測試算是一個敏感度相當好的篩檢工具，但除了梅毒之外，例如**自體免疫疾病**紅斑性狼瘡或類風濕性關節炎、**黴漿菌感染**、**肺結核**及其他很多感染症，都有可能造成陽性反應。**對檢查梅毒來說，就是偽陽性**，對受檢者會發生很大的困擾。

因為梅毒感染是一個很敏感的問題，需要非常慎重地下診斷，所以我們一般都還要做另外一個特異性較高的確診檢查：**梅毒螺旋體血液凝集檢查**（TPHA，Treponema Pallidum Hemagglutination），若TPHA也呈陽性，梅毒的診斷就確立了。

Chapter **28**

健檢報告判讀與建議：癌症指標篇

每次吃牛排時，牛肉旁都會有深綠色捲捲的植物：**荷蘭芹**（**Parsley，巴西利**），但我們都把它當裝飾品。**荷蘭芹出現在牛排旁就是沒用的東西；但磨成末撒在義大利麵上，則是美味無比。**

癌症指標是**評估癌症治療成果**及**觀察癌細胞復發**的重要工具，但出現在健康檢查時就等於是荷蘭芹，幾乎完全變成裝飾品：**敏感度太低**而無法發現早期腫瘤，又有其他非腫瘤疾病會讓癌症指標上升，所以有**太多的偽陽性**。所以**癌症指標**在健康檢查**最常扮演的就是讓你荷包失血或產生嚴重焦慮症的角色**。

（以下數值參考資料：Greg L. Perkins, M.D.,"Serum Tumor Markers", AFP, Sep. 2003，及台北榮總核子醫學部）

甲型胎兒蛋白（AFP，α-FP，α - fetoprotein）

正常參考值：小於 5.4ng/mL（**國內常用**10～20ng/mL）

癌症警戒值：大於500ng/mL

甲型胎兒蛋白AFP由胎兒的肝臟、肝癌、睪丸癌或卵巢癌細胞製造。當AFP異常升高，可能的情況為**肝癌、睪丸癌或卵巢癌，但也可能是肝硬化或慢性肝炎**。

罕見的情況如：胃癌、大腸癌、肺癌、乳癌或淋巴癌也可能會使血清中的胎兒蛋白升高。

癌胚抗原（CEA，Carcinoembryonic Antigen）

正常參考值：非吸菸者小於2.5ng/mL
吸菸者小於5ng/mL
癌症警戒值：大於10ng/mL

癌胚抗原CEA是由胎兒細胞產生，出生後CEA濃度在血清中就會變得非常低。身體很多**腺癌**（Adenocarcinoma）都可能會分泌CEA，例如大腸直腸癌、胃癌、胰臟癌、肺癌或甲狀腺髓質癌。但重要的是，**當這些腫瘤還在初期時，CEA根本就還不會上升，還沒遠端轉移的大腸癌患者中，只有25%的人CEA值會異常**；當CEA明顯上升時，表示腫瘤已經變大或轉移。所以CEA不適合當作篩檢工具。

臨床上CEA最大功能在於**評估大腸直腸癌的治療效果**，當大腸癌治療過後CEA下降，表示癌細胞多半被殺死或移除體內。若CEA

沈寂一陣子後再度攀升，表示癌細胞再度死灰復燃。

很多良性疾病也會使CEA上升，例如肝硬化、胃潰瘍、潰瘍性大腸炎、大腸息肉、乳房良性瘤、**吸菸**引起的肺氣腫。

攝護腺特異抗原（PSA，Prostate-Specific Antigen）

正常參考值：小於4ng/mL
癌症警戒值：大於10ng/mL

攝護腺特異抗原PSA由攝護腺包圍尿道附近的細胞所分泌，多半會成為精液的一部分，但少部分的PSA會進入血液中。**當攝護腺癌、良性攝護腺肥大及攝護腺「炎」出現時，PSA濃度會在血清中上升。**

PSA本來如同其他癌症指標一樣，用來評估攝護腺癌的治療效果，但後來很多研究發現PSA是一個還算不錯的攝護腺癌篩檢工具（敏感性各研究不同，約29～80%），所以在攝護腺癌高盛行率的

【表十一】以PSA篩檢攝護腺癌的敏感性與特異性（JAMA, 2005; 294:66-70）

PSA值（ng/mL）	診斷攝護腺癌正確性	
	敏感性	特異性
1.1	83%	39%
2.6	40%	81%
4.1	20%	94%

【表十二】日本對於PSA值介於4.1-10.0ng/mL的民眾，Free PSA百分比的陽性預測值研究報告（S Egawa，"Prostate Cancer and Prostatic Diseases", 2002）

Free PSA百分比	0～10%	10～15%	15～20%	20～25%	>25%
攝護腺癌機率	58.3%	40.8%	25.3%	14.3%	7.6%

歐美被當作一個常用的篩檢工具。但實際篩檢效益還未得到證實。

有些專家建議50歲以上的男性每年應該檢查一次**血清PSA及肛門指診**，若指數有不正常上升時，就要考慮再做攝護腺超音波或切片檢查來證明有無攝護腺癌發生。

一般我們把PSA的標準值設為4ng/mL以下，有人為了想增加敏感性，把標準值更嚴格地設為2.5ng/mL以下，雖然減少了偽陰性的失誤，但偽陽性反而會升高，增加進一步檢查的支出。

若PSA大於10ng/mL，約有50%的機會有癌細胞。介於4～10ng/mL，則是一個比較難以判斷的灰色地帶，約有25%罹癌的可能性。當然病患可以直接再做攝護腺超音波及切片檢查，但也可以在當初抽血時加做**游離與全量攝護腺特異抗原比值（F/T ratio，Free-to-Total Prostate-Specific Antigen Ratio）**。

PSA可分為**游離型（Free PSA）及結合型（Complexed PSA）**，我們做檢查時抽的PSA應該是兩者的總和（total PSA）。**當癌細胞發生時，游離型的百分比下降，結合型上升。**所以在做篩檢時，可以加做游離與全量攝護腺特異抗原比值（F/T ratio）的檢查，當游離型的百分比下降，惡性腫瘤存在的機會就升高，要進一步用超音波檢查。

癌抗原125（CA 125，Cancer Antigen 125）

正常參考值：小於 34U/mL
癌症警戒值：大於200U/mL

癌抗原125（CA125）在臨床上是用來評估卵巢癌的治療結果或者癌細胞有無復發。用於卵巢癌篩檢遇到的問題就是**只有80～85%卵巢癌患者的CA125會上升，但只有50%是第一期卵巢癌。**另外在**懷孕初期、月經期間、骨盆腔發炎、子宮內膜異位症、肝炎及肝硬化**也有可能使CA125上升，不一定來自於卵巢癌細胞。所以CA125不是理想的單一篩檢工具，只適合和**陰道婦科超音波**併用篩檢卵巢癌高危險族群（高齡、家族病史、個人有乳癌病史等）。

癌抗原15-3（CA15-3，Cancer Antigen 15-3）

正常參考值：小於25U/mL
癌症警戒值：大於 50U/mL

正常的乳房細胞就可以分泌癌抗原15-3（CA15-3），但乳癌細胞會分泌更多的CA15-3。**只有30%的早期乳癌患者血清中的CA15-3會升高**，而乳癌已發生轉移的患者血清中75%的CA15-3會升高。另外，**20～30%的乳癌患者CA15-3完全不會上升**。所以CA15-3不是一個很好的乳癌篩檢工具。

同樣的，良性乳房疾病、大腸直腸癌、肺癌、胰臟癌、肝硬化、肝炎，甚至正常的人，CA15-3都有可能上升。

癌抗原19-9（CA19-9，Cancer Antigen 19-9）

正常參考值：小於37U/mL
癌症警戒值：大於1000U/mL

很多種細胞可以分泌出癌抗原19-9（CA19-9）。胰臟癌已經末期時，CA19-9會很明顯升高，所以一般被當作胰臟癌的癌症指標，用來評估胰臟癌的治療成效。但除了胰臟癌外，大腸直腸癌、肺癌、膽囊癌、膽結石、急性胰臟炎或**膽管阻塞性疾病**，CA 19-9也可能會升高。所以同樣不是很好的胰臟癌篩檢工具。

Chapter **29**

健檢的醫療糾紛

疾病出現的臨界點

高中時候我們都讀過韓愈所寫的**〈張中丞傳〉**，描寫唐代安史之亂中死守睢陽城兩年，最後仍城破殉國的張巡將軍，文章有一句話一直令我印象深刻：

說者又謂遠與巡分城而守，城之陷，自遠所分始，以此訴遠，此又與兒童之見無異。**人之將死，其臟腑必有先受其病者；引繩而絕之，其絕必有處**；觀者見其然，從而尤之，其亦不達於理矣！小人之好議論，不樂成人之美，如是哉！如巡、遠之所成就，如此卓卓，猶不得免，其他則又何說？（〈張中丞傳後敘〉——韓愈）

「引繩而絕之，其絕必有處」，**繩子雖然很牢固，但只要很用力拉，繩子最後還是會斷。**可是我們不能怪繩子會斷是因為斷點沒有做好；力量太大，繩子一定會斷，只是找最弱的點突破。同理，**當拉繩子的力量不夠時，繩子不會斷，也看不出哪裡有問題。**

紙張有燃點，冰也會有融點，出現型態變化只是一瞬間！

人體也是如此，以**傳染病**來說，細菌毒性太強或數目大到足以突破免疫防線時，就會出現高燒發炎的現象。以**腫瘤**來說，癌細胞成長的速度大於免疫系統消滅癌細胞的速度時，腫瘤細胞就肆無忌憚的繁殖轉移。**腦中風**也要長期的高血壓、血管狹窄或動脈血管瘤存在，在某一個極限點**突然脫水**導致血液無法流過，或突然情緒激動使**血壓上升**導致血管瘤破裂，就會產生中風，這在事前不可能會有什麼徵兆！

所以生病的原因很複雜，當所有生病的**危險因子齊聚**，而且**暴露於危險因子的時間夠久，超出身體修復或調整能力時**，就會出現疾病。這就是我們一輩子都要和威脅生命的**傳染病**、**癌症及心血管疾病**搏鬥的原因。

當**年齡**越大時，上述的疾病三大條件就會越來越明顯，所以終究免不了在某個器官出現突破點，生病就勢不可擋地出現了。我們雖然很努力地調整飲食、運動，及服用慢性病用藥來延緩疾病發生及壽命，但終究有其極限，**人沒辦法終身保固，疾病也不一定都能預防或治療。**

健康檢查對於很多疾病能掌握的只是**危險因子**，**危險因子只能**

代表罹病的機率，不是生病或不生病的保證。

健檢當然也會有醫療糾紛

國內的健檢中心在多年的努力及競爭下，其實健檢流程、軟硬體設備、醫療人員、檢驗的水準及客服人員的服務態度，都已經大幅提升。業者都盡量把健檢中心營造成一個很休閒舒適的空間，所以套裝全身健檢不再是一件令人感到不舒服或恐懼的事。

雖然健檢過程中可能會出現一些不舒服的檢查，但是真的因為檢查過程產生的併發症並不多。顧客最介意的是**檢查報告能否反映病人的真實健康狀況，特別是剛檢查後不久就出現重大疾病的情況，最令人感到錯愕！**

為什麼健康檢查無法早期找到重大疾病？

有一種情況每隔一陣子就會出現在健康檢查的客戶中。

顧客抱怨說：「為什麼我先生年年都來做健康檢查，血壓、血脂肪及血糖都控制良好，也都按時吃藥，竟然還會中風？**那他這10年的檢查不都白做了嗎？**為什麼你們沒辦法在半年前預測他會中風？」

「為什麼我三個月前檢查的甲狀腺功能都正常，我現在竟然有甲狀腺癌？」

「我今年做的胸部X光出現了一個腫瘤，為什麼一年前你們沒辦法看出來？」

到底是沒檢查出來（偽陰性），還是疾病剛發生（篩檢間隔疾病）？重大疾病出現的那一天，經常就是醫病關係破裂的那一天。

很多醫療上的糾紛來自於患者明明有接受檢查，而且報告一切正常，但在檢查後沒多久出現新的症狀，然後被診斷出惡性疾病或突然出現中風或心肌梗塞等致命疾病，那到底是什麼原因呢？

一、工具敏感性

二、症狀前期太短

三、篩檢間隔疾病

四、檢查工具不能涵蓋的疾病

我們在前面的章節已經為了檢查的正確性做了詳細的說明，所以現在再來看這些原因就很淺顯易懂了。

一、工具的敏感性

每個檢查工具都有其敏感度，而且**敏感性根本不可能是100%**。就算是常用的子宮頸抹片敏感性可能只有60%，每篩檢100個病人還是有40人的報告呈現陰性；也就是說，每一次檢查都有可能漏掉很多病人。民眾及醫療機構都要有共同的認知：任何一種檢查都不是百分之百萬無一失的，所以**健檢機構不要誇大自己的檢查**

涵蓋面多廣，或準確性多高，讓民眾對檢查項目有太高的期望。

那影響敏感性的原因有哪些？

1、工具的限制性：以超音波為例，1公分以上的病灶比較可能呈現清楚影像，但更小的病灶可能就不一定可以發現或難以判別。若癌症成長很慢，則可能隔年仍來得及發現而治療；若是成長快速的腫瘤，在下一次篩檢可能因為時機太晚而錯失機會。找尋更好的篩檢工具是所有醫療界共同努力的目標。

我之前已經說過，很多檢查項目號稱可以看到什麼腫瘤或疾病，但這句話是有語病的：**因為沒說可以看到多小的腫瘤**。

2、人為因素：檢查者或判讀者若本身經驗不足或疏失，可能會忽略原本有異常的數值或早已出現在影像中的病灶。這是較不能被原諒的部分，所以專業人士應加強自己的本職學能。

3、標準值的設定：很多所謂的標準值常常是專家開會的決定，但這種標準值只是方便診斷及決策，但不代表一定是真理。**定了標準值後，就一定會出現偽陽性與偽陰性**。

以攝護腺特異抗原PSA為例，一般健檢機構設4ng/mL以下為正常值，但實際上，病患的PSA數值介於4～10ng/mL之間，僅有25%可能有癌症，也就是說當你看到介於這範圍的數值，其實有75%根本沒有癌症，但受檢者早已飽受驚嚇，這就是為了提高敏感度標準設立太嚴產生太多偽陽性的後遺症。所以患者及解說者都要理解**標準值**的設立只是為了決策方便性，而非最終的診斷。

二、症狀前期太短

我們在篩檢間隔的那一章說過，重大**心血管疾病或急性傳染病**的症狀前期可能只有3天甚至5分鐘，所以完全沒機會在常規健檢計畫中被發現。我們對於這類疾病只能寄託在認識這些疾病的早期症狀，症狀一發生時，馬上送醫治療，這已經超出健康檢查的範疇，屬於**臨床診斷**的範圍。

三、篩檢間隔疾病

也許是造化弄人，一般的套裝健檢以一年為一個間隔作為篩檢頻率，但一個病患可能去年接受檢查肝臟完全正常，但一年後肝臟出現了一個7公分的腫瘤，預後已經很差。為什麼會這樣子呢？

這種情況就是我們之前講過的**篩檢間隔癌症（Interval cancers），疾病恰好出現在兩次檢查之間**。例如一月正常，三月出現1公分肝腫瘤，九月份已變成3公分，隔年一月已經變成7～8公分。

運氣更不好的人是疾病在第一次篩檢時就存在了，但檢查結果恰好就是出現**偽陰性**，等到下一次篩檢時，癌症已經到了末期。

非常多的醫療糾紛報導都說患者有做「定期檢查」，後來還是罹患末期癌症，但報導永遠沒告訴我們：**這個「定期」到底是多久？三個月也是定期，三年也是定期**。只要篩檢間隔太長，敏感性不是100%（幾乎不可能是），疾病可治癒的症狀前期太短，就會造成悲劇。

臨床上很難判斷到底是篩檢間隔癌症或是偽陰性，除非前一次檢查的資料有明顯判讀上的錯誤。**這些都是在學理上會出現的狀況，但付錢接受健康檢查的民眾在情感上卻無法接受這種事實。**

四、檢查工具不能涵蓋的疾病

以前在新聞上看到一些檢查的糾紛，事實上是醫病溝通不良的原因。例如有人三個月前健檢時甲狀腺功能正常，三個月後卻被檢查出甲狀腺癌，病患不能接受。

但理由很簡單，甲狀腺癌不見得會改變甲狀腺荷爾蒙的數值，甲狀腺癌要靠甲狀腺超音波及細針切片檢查才能被找到，但**超音波檢查並沒被納入這個患者的健檢項目中**。我們在前面的章節已經提到疾病分為**構造性與功能性**，這就是典型的例子！

同理，B型肝炎帶原者光檢查**發炎指標GOT及GPT根本無法預測肝癌，腹部超音波及血清中的甲型胎兒蛋白才是肝癌的篩檢工具**。血液的腎功能BUN及CRE檢查，多半也不能反映腎臟結石及腫瘤這類構造性的疾病。

很多醫學名詞經常被模糊處理，就會帶來這種糾紛。

健康檢查並不是免費的，而且敏感性越高的工具往往價格更為昂貴，在付出代價之前，應該充分了解每種檢查的特性，和專業人員溝通檢查的可能性及改進方法，找到適當的工具及正確的檢查間隔，如此才能保障您的健康及減少糾紛的產生。

Chapter **30**

健康檢查報告的時效性

到底在忙什麼？不必留一些時間來治療疾病嗎？

我做解說健檢報告這個工作很久了，但卻發現有一種顧客越來越多，就是當你告訴他某個疾病該治療了，某個影像該做進一步檢查，他的回答卻是：

我後天就要出國了，我都在大陸工作耶，我幾乎都住美國耶……

我很忙，你可不可以告訴我吃什麼藥就好？

我又沒有覺得不舒服，可不可以三個月後再來檢查？

我在本書一開始就說過，病人都有一個錯覺，就是健檢做完了就沒事，所以**幾乎沒有人會預留時間來處理自己的健康問題**。特別是**很多人覺得自己事業很成功、也是運動健將，還滿注重養生的，所以健康應該也是高人一等。**

有一個道理大家都懂，但是包括筆者自己有時候也都會忽略：**沒有了健康的身體，還能在職場上繼續發揮能力嗎？**能經常做套裝健檢的人，多半都是社會的菁英，已經有了一個機會發現早期疾病，卻沒去治療而使病情加重，結果就真的影響到自己的家庭、公司員工，甚至整個社會！

很多人一聽到自己的高血壓或糖尿病需要長期吃藥就皺眉頭，因為他說沒辦法定期拿藥吃，因為工作關係經常要留在海外。我也只能說：**那是你自己要去解決的問題！經常會移動的是你，而不是醫院或醫師。**

我們一輩子都常要做**價值取捨**，如果你願意承受高血壓帶來心肌梗塞、中風或尿毒症的風險，就繼續放任不管；若這風險影響層面太大，那就自己規劃出一個可以得到規則治療的生活模式。

像胃潰瘍、大腸腺瘤型息肉、B、C型肝炎帶原者出現的肝臟結節、肺部不明陰影、不明血尿……等等，都是需要立即治療或再度檢查的疾病，除非你工作地點也有很好的醫療機構，否則應該先解決問題再回去工作。很多疾病多拖了一、兩個月，就可能進入不可治癒期。

檢查報告只能反映「瞬間」的健康狀況

健康是瞬息萬變的，也就是說**健康是「動態」的**。我們可以從健康狀態慢慢轉變為疾病狀態，例如高血壓；也可能因為瞬間的事故而殘障或死亡，例如中風或心肌梗塞；或者很快被藥物治癒或自然痊癒，例如尿道炎或感冒。

但我們實施健康檢查時，不論是抽血、心電圖檢查或影像檢查（X光、超音波）等，都**只能反映檢查「瞬間」的健康狀態！是一個「橫斷式」的調查。**

簡單的說：**健康檢查的保固期就是檢查那一秒鐘、一瞬間，剛出廠就失去保固期了！**

現在肝臟或肺裡面沒有腫瘤，不能保證三個月後沒有，連明天都不能保證。

另外一件事就是：**健康檢查報告經常就是以管窺天或瞎子摸象**，現在血壓正常或心電圖正常，不代表你沒有高血壓或心律不整！

很多人對血壓往往有過多的焦慮，但**血壓是最典型會隨外界的刺激而不斷改變的一種生理現象**，我們每次測量到的都只是一個瞬間的血壓，而非平均值。所以面對高血壓的問題，**需要多次重複測量，才能得到客觀的結果**，來決定是不是需要治療。所以不需要對一個異常的血壓值就神經緊繃，因為它只反映了很微小的時間點上的變化。

經過治療的糖尿病病患當然可以在健檢當天呈現出完全正常的血糖值；心律不整的人，也可以在檢查當天呈現出完全正常的心電圖。**這些都不代表患者沒病，只代表瞬間的數值是正常的！**

現在的檢查報告能反映以前的健康狀態嗎？

某些過去的健康狀態有些仍可在檢查報告中呈現，例如腰椎椎間盤突出，膽囊切除的手術痕跡，肋膜炎留下來的肋膜肥厚現象等這種**構造性的變化**。但是若過去得到的是急性病，往往就了無痕跡，如同剛剛所說的尿道炎或感冒。

現在的檢查報告能預測以後的健康狀態嗎？

這要視疾病種類而定：**屬於「危險因子」類的檢查報告，就比較有預測性**，例如眼壓高可預測青光眼的風險性、低密度膽固醇過高可預測中風及心肌梗塞、尿蛋白可預測腎臟衰竭、B型肝炎帶原合併肝臟慢性發炎可預測未來肝硬化及肝癌的可能性。若是現在的大腸鏡顯示沒有腫瘤、胸部X光無腫瘤、胃鏡顯示沒有潰瘍、血糖正常及眼壓正常等，都無法保證未來就不會生病！

只是條件未齊、時候未到……

很多疾病的形成需要暴露於危險因子之中，沒生病只是**還未接觸到危險因子而已**，例如以前沒嚼檳榔，所以口腔黏膜是正常的；現在開始嚼食後，未來還是有發生口腔癌的可能。

很多疾病早就被**性別及遺傳**決定，發病**只是時間問題**，例如女性的骨質到了停經後就會明顯地下降（因為缺乏女性荷爾蒙）；男性隨著年齡增長，攝護腺就會越來越肥大（因為男性荷爾蒙繼續刺激攝護腺腫大）。

疾病形成需要在**危險因子**及**暴露時間**的雙重條件下才會顯現出來，當身體的免疫能力達到一定的極限而無法解決危險因子的危害，疾病就開始發生，所以發病往往是一時的，但醞釀的時間可能非常之久。不過一般人很難接受疾病突發的事實，往往會問一句話：「我以前從來都沒有這個疾病，為什麼現在會有？」

當然標準答案是：「生病都會有第一次！」

過去的健康狀況不一定能有效地預測新的疾病出現。特別是腫瘤類的疾病，除了B、C型肝炎帶原比較能預測未來產生原發性肝腫瘤的機率。其他絕大部分的腫瘤都很難被預測。所以，當你**下次聽到這種說法要十分小心：**

「您這次的腦血管很正常，所以三年內都應該不會中風。」

這個話的陷阱很多，中風可以是血管堵塞或血管破裂，發生往往是一瞬間。如果現在血管正常的話，最好還要沒有心血管的危險因子：高齡、高血壓、高血糖、高血脂、吸菸、家族遺傳因子、女性長期使用女性荷爾蒙等，才比較可能沒有風險。中風的危險因子無所不在，所以**我們隨時都會暴露於新的危險環境：至少年齡永遠是繼續增加的**。現在正常不能代表未來沒事，否則大家剛出生時做一次全身健檢就好了。

再次強調一點，控制了心血管的危險因子，得到的好處並**不是「豁免」**得到中風及心肌梗塞的危險。只要能**延緩**這兩個**致命疾病發生**或**減少併發症或殘障**，就已經達到健檢的目的。我們不可能永遠免於疾病的威脅，我們只是盡量遏止其發生。

健檢報告是有時效性的

前面說過**疾病是動態的**，所以檢查後拖延了時日，所有健康檢查數據及影像檢查皆會持續變化，完全失去參考價值。所以不論多忙，做完檢查應該要立即看報告！**沒有人會看去年的氣象報告來考慮明天是否應該出外踏青吧？**

過去的報告價值在和現在新的報告做比較，了解疾病發作的趨勢，但不能代表現在的健康狀況。

只要疾病症狀出現在檢查之後，過去的檢查結果經常就沒有價值，必須重做，舉例來說：

已經咳嗽兩個月，去年正常的胸部X光檢查報告就已經沒有價值。醫師想看的是發病後的片子，想知道現在是否有肺炎、肺結核或肺部腫瘤。

已經上腹痛半年，去年的胃鏡報告及腹部超音波檢查報告就失去參考價值，因為你面對的是一個全新的狀況，所以檢查必須重做。以前良性的胃潰瘍報告也不能保證這次的問題就一定不是胃癌！

Chapter **31**

癌症存活率的真相：
篩檢的三大偏差

我們花很多篇幅討論了健檢的優點及限制性。但下面三種情況是很多專家對某些健康檢查成效的質疑：

Selection bias：**選擇偏差**。有能力花錢做健康檢查的人本來就比較有資源維持身體健康。

Lead time bias：**前導期偏差**。受檢者只是提早被找出疾病，並沒有延長壽命。

Length bias：**症狀前期偏差**。症狀前期越長的疾病，越容易在篩檢計畫中被發現。但這種疾病本來就較為良性，並非被篩檢出來經治療後而延長壽命。

社會菁英的休閒活動：選擇偏差

我們一再地說健康檢查經常是相當昂貴的，所以並不是一般民眾可以每年進行的健康活動。社會資源越豐富的人，雖然不能保證身體一定健康，但我們不能否認，這些人擁有較多的金錢及時間可以進行休閒、運動、養生、充足營養、擁有豐富的健康知識、有能力付費做高階健康檢查、認識更多名醫可以治療重大疾病。所以雖然我們不能說「好野人」就是健康的保證，但在任何有關疾病預後及死亡率的研究上，**社經地位及教育程度往往明顯影響著健康！**

社會菁英花了十萬元做完一套健康檢查，只是每年的例行公事；但一般普羅大眾對於要不要花三萬塊以上做一套較完整的健康檢查，就需要考慮再三：做完檢查若發現了早期的重大疾病，當然值回票價！除了挽救了生命，還省下了疾病末期幾乎沒有任何效果的一大堆自費的癌症治療。

但是，檢查結果若是相當健康，望著這本印刷精美的健檢報告，就會有很強烈的失落感：早知道就應該把這四萬元用在七天六夜日本北海道薰衣草花海之旅。

預知死亡紀事：前導期偏差

我們再來回顧【圖十六】的**疾病自然史**：

【圖十六】疾病自然史中的前導期（Lead time）

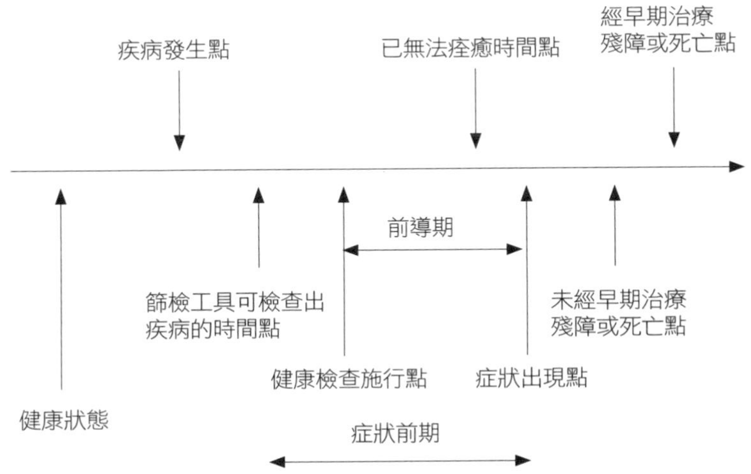

在疾病症狀出現前，我們做了健康檢查，也順利的找到疾病，我們提早在症狀出現前找到疾病的這段時間叫做**前導期**（Lead time）：**篩檢時間點**到**症狀出現點**這段時間。

我們假定有一個癌症發病4年後會出現臨床症狀，7年後100%會死亡。A病人是一個從來不做健康檢查的人，他罹患了此癌症，但從來沒有不舒服的感覺，到第四年出現了明顯的臨床症狀，於是他趕快就醫治療，但經過了3年，還是不幸死亡。

B病人也是罹患此癌症，但他在發病後第二年剛好做了一個健康檢查，醫師診斷他得了這個癌症，於是他也開始接受一連串的癌症治療，結果5年後還是不幸死亡。

大家有沒有發現，A病人從知道疾病（出現症狀）到死亡，總共只有3年；B病人從知道疾病（被檢查出來）到死亡，總共5年。這個結果，就是我們經常說的：早期發現早期治療。A病人就是頑固不做健康檢查，所以發病後3年就死了；B病人就是因為有做健康檢查，早期被發現，早期被治療，所以活了5年！

但是我們看【圖十七】就知道，事實上好像不是那麼一回事：兩個人其實從發病到死亡都是7年！**B病人只是提早知道疾病，但並沒有從治療得到任何好處**，死亡點和A病人完全一樣。**比A病人多活2年只是假象！**這叫做**前導期偏差**（Lead time bias）。

【圖十七】前導期偏差（Lead time bias）的範例

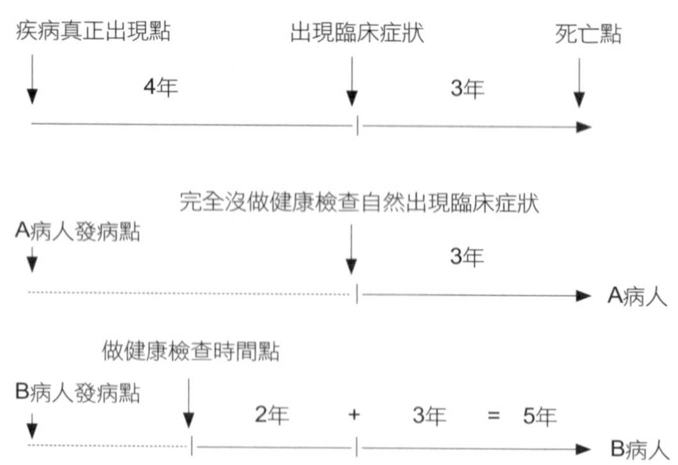

B病人提早了2年知道疾病，所以總共當了5年癌症病人，比A病人多過了2年罹患癌症的生活，多吃了2年的藥，事實上沒得到任何好處，所以我說**B病人只是「預知死亡紀事」**。反而A病人比較幸運地多過2年無憂無慮的正常生活，只當了3年癌症病人。

我們回想類似的狀況：很多惡性度很高的癌症，被發現時其實已經無法根治，只剩6個月的壽命。醫師會建議病患家屬考慮用新的化療藥品，療程共要自付120萬元。我們問醫師，那用了藥能延長多少壽命？醫師回答是4個月。

那會不會出現下列狀況：沒接受這化療藥品反而沒副作用，所以飲食及活動正常，一開始有較佳的生活品質，結果反而多活了4個月。接受了化療，出現嚴重掉髮、口腔潰爛、嘔吐及腹瀉。腫瘤在治療後真的變小了，但療程結束後，還是只能臥床，無法進食，最後也是死在10個月之後，還多花了120萬！

這和做不做健檢的情況很類似，花了錢縮小了腫瘤，但有換回生活品質及壽命嗎？在做決定之前，要仔細考慮一個治療帶來的好處跟壞處。

容易在健檢被發現的疾病，本來就是較良性的疾病：症狀前期偏差

我們在討論篩檢間隔時，有說到一件很重要的事，**症狀前期越長**，在規律篩檢的計畫中，被篩檢到次數比較多，**越容易被篩檢出**

來！症狀前期越長，就是越有機會被早期發現後而根治，所以**症狀前期越長的病，疾病就越良性！**

我們看【圖十八】就可以理解，**同樣一種腫瘤，經常會有症狀前期長短不一（heterogeneous）的問題**。腫瘤A與B都是症狀前期相當長的病，所以在下面這個規律篩檢的計畫中，有4次機會被篩檢到。但腫瘤D、E與F，都是症狀前期短、非常惡性的疾病，所以只有腫瘤E很幸運地被篩檢出來，D跟F就很難被篩檢出來。

【圖十八】症狀前期越長，越容易被篩檢出，稱為症狀前期偏差

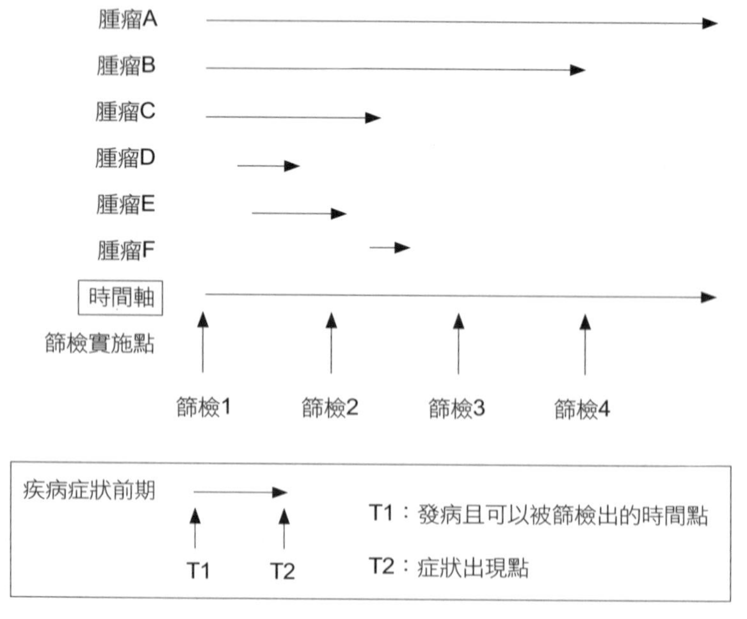

即便我們的篩檢計畫間隔更長或者根本很不規律，腫瘤A與B還是比較有機會被篩檢到，所以結論是：**接受健康檢查又剛好找到疾病的人，他所罹患的疾病本來就比較良性！所以後來他能存活的機會本來就比較高。**

所以用**存活時間**來評估篩檢的效用很可疑，**因為經常只是提早發現疾病卻沒改變結果（Lead time bias）**或者**找到的是較良性的疾病（Length bias）**。所以評估篩檢效益最好的方法，是評估篩檢及非篩檢族群兩者間的**死亡率！**

死亡率不會受到前導期及症狀前期的干擾，所以比較能客觀地評估篩檢的效用。

以實例來說，我們之前有提過**乳癌自我理學檢查的問題**，就是自我檢查雖然可以發現疾病，但只能發現2公分以上的腫瘤，理論上還有近80%以上的五年存活率，但是實際評估死亡率的結果，和沒自我檢查的民眾並沒有差異。因為延長的壽命來自於**前導期**或者**本來就是症狀前期較長的腫瘤**。

我們回顧ACS為什麼對於某些癌症無法建議篩檢工具及計畫，除了**沒有好的篩檢工具**、**費用太貴**或癌症**症狀前期變異性太大**的原因之外，研究結果發現很多篩檢方法受到Lead time bias及Length bias的影響，延長了存活時間，卻無法改變死亡率，所以在缺乏科學證據的支持下，不能任意建議民眾規律地接受某種的癌症篩檢。

因為醫療資源非常珍貴及昂貴，所以永遠不能浪費在沒有科學證據的地方！

尾聲

我最後幫本書想要傳達的意念做一個總結。

一、健康檢查從來就不是免費的，而且越準確的檢查價格越昂貴，但花越多的錢得到的邊際效益越差。

二、病檢分離，出現症狀的疾病請走門診系統，完全無症狀的疾病才進入健康檢查計畫。

三、世界上沒有所謂的全身健康檢查，因為健檢項目永遠是做不完的，所以在有限的經費下，要做成本效益最高的選擇：挑選值得做的疾病對象及篩檢工具。

四、子宮頸抹片、糞便潛血、超音波檢查是最便宜及成本效益最高的癌症篩檢工具。

五、健康檢查只是發現疾病的手段，而不是解決疾病的方法，所以不會越檢查越健康。一定要調整生活習慣及接受治療才能改變健康狀態。

六、健康檢查不是為了一張有正常數字的報告或漂亮的影像，醫師對於治療數字或影像沒有興趣，健康才是醫師所關心的事。

七、篩檢工具的好壞要用敏感性及特異性來評估，檢查結果的可信度要用陽性預測值及陰性預測值來評估。疾病盛行率及篩檢工具的敏感度影響了陽性預測值。

八、這個世界並沒有標準值或絕對正常值，所有事物的測量結果都只是一個「分佈」。所有標準值都是人為的，都是專家為了管理方便或預測疾病在爭議中妥協下的產物。

九、這個世界也沒有絕對的因果關係，所有因果關係出現與否都只是一個「機率」，任何宣稱百分之百有效或準確的東西都是不可信的。

十、有沒有治療疾病的方法決定了篩檢工具的價值。

十一、篩檢間隔取決於工具的敏感性、疾病的症狀前期及可容許的誤差（偽陰性）。

十二、健康檢查不是做完了就沒事，一定要預留時間來解決健康問題。

十三、健康檢查的報告只能反映檢查那一瞬間的健康狀態，無法保證下一秒鐘的健康狀態。

十四、疾病是暴露於危險因子足夠的時間就會發生，藥物治療或改變生活習慣只能延緩疾病的發生時間或延長壽命，但無法保證永遠不生病。

十五、健康檢查最重要的糾紛來自於篩檢工具偽陰性或者篩檢間隔癌症，除了人為因素外，其他的可能性是不可避免的。

十六、篩檢真正的效益要用死亡率來評估，才不會受到前導期偏差及症狀前期偏差的干擾。

主要參考資料與書目

1.Alan S. Morrison, “Screening in Cronic Disease, 2nd Edition”, 1992.

2.Frances Fischbach, “A Manual of Laboratory and Diagnostic Tests, 7th Edition”, 2004.

3.Thomas J. Gates, M.D., “Screening for Cancer: Evaluating the Evidence”, AFP, Feb. 1, 2001.

4.Fram, Paul S. MD., Frame, J. Sutherland PhD., “Determinants of Cancer Screening Frequency : The Example of Screening for Cervical Cancer”, The Journal of the American Board of Family Practice, Volume 11(2) Mar./Apr 1998, pp.87-95.

5.Greg L. Perkins, M.D., “Serum Tumor Markers”, AFP, Sep. 15, 2003.

6.“American Cancer Society Guidelines for the Early Detection of Cancer”, http://www.cancer.org/docroot/ped/content/ped_2_3x_acs_cancer_detection_guidelines_36.asp

7.“Cancer Screening Overview”, National Cancer Institute, http://www.cancer.gov/cancertopics/pdq/screening/overview

8.Harold J. Larson，《機率學的世界》，2004年天下文化出版。

9.Emil A. Tanagho, “Smith’s General Urology”, 13th Edition, 1992, Appleton & Lange.

10.James H. Grendell, “Diagnosis & Treatment in Gastroenterology”, 1996, Appleton & Lange.

11.李惟陽等,“Some Basic Knowledge about Digestive Disease”, 6th Edition.

12.Lab tests Online, http://labtestsonline.org/

13.Cancer Monthly, http://www.cancermonthly.com/

14.台灣癌症防治網，http://cisc.twbbs.org/index.php

15.財團法人肝病防治學術基金會，http://liver.org.tw/

16.何明霖醫師的「肺癌醫療衛教關懷團體」網站，http://www2.cch.org.tw/lungcancer/

17.行政院衛生署衛生統計資訊專區，http://www.doh.gov.tw/

國家圖書館預行編目資料

你所不知道的健康檢查：理性健檢讓你脫離致命危機／ 陳皇光著;-- 初版. -- 臺北市:
寶瓶文化 , 2009.08 面;公分. -- (Enjoy;43)
ISBN 978-986-6745-79-9(平裝)

1. 健康檢查

412.51 98013167

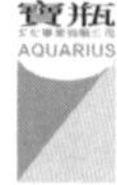

Enjoy043

你所不知道的健康檢查：理性健檢讓你脫離致命危機

作者／陳皇光

發行人／張寶琴
社長兼總編輯／朱亞君
主編／張純玲
編輯／施怡年
外文主編／簡伊玲
美術主編／林慧雯
校對／施怡年・陳佩伶・余素維・陳皇光
企劃副理／蘇靜玲
業務經理／盧金城
財務主任／歐素琪 業務助理／林裕翔
出版者／寶瓶文化事業有限公司
地址／台北市110信義區基隆路一段180號8樓
電話／(02) 27463955 傳真／(02) 27495072
郵政劃撥／19446403 寶瓶文化事業有限公司
印刷廠／世和印製企業有限公司
總經銷／大和書報圖書股份有限公司 電話／(02)89902588
地址／台北縣五股工業區五工五路2號 傳真／(02)22997900
E-mail／aquarius@udngroup.com

法律顧問／理律法律事務所陳長文律師、蔣大中律師
如有破損或裝訂錯誤，請寄回本公司更換
著作完成日期／二〇〇九年六月
初版一刷日期／二〇〇九年八月
初版三刷日期／二〇〇九年八月七日
ISBN／978-986-6745-79-9
定價／二八〇元

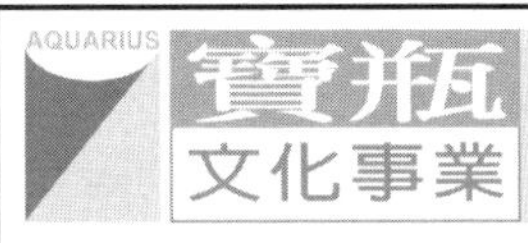

愛書人卡

感謝您熱心的為我們填寫，
對您的意見，我們會認真的加以參考，
希望寶瓶文化推出的每一本書，都能得到您的肯定與永遠的支持。

系列：Enjoy043　　**書名：你所不知道的健康檢查**

1. 姓名：＿＿＿＿＿＿　性別：□男　□女
2. 生日：＿＿年＿＿月＿＿日
3. 教育程度：□大學以上　□大學　□專科　□高中、高職　□高中職以下
4. 職業：＿＿＿＿＿＿
5. 聯絡地址：＿＿＿＿＿＿＿＿＿＿＿＿＿＿＿＿
   聯絡電話：＿＿＿＿＿＿　手機：＿＿＿＿＿＿
6. E-mail信箱：＿＿＿＿＿＿＿＿＿＿＿＿
   □同意　□不同意　免費獲得寶瓶文化叢書訊息
7. 購買日期：＿＿年＿＿月＿＿日
8. 您得知本書的管道：□報紙／雜誌　□電視／電台　□親友介紹　□逛書店　□網路　□傳單／海報　□廣告　□其他
9. 您在哪裡買到本書：□書店，店名＿＿＿＿＿　□劃撥　□現場活動　□贈書　□網路購書，網站名稱：＿＿＿＿＿＿　□其他＿＿＿＿＿
10. 對本書的建議：（請填代號　1.滿意　2.尚可　3.再改進，請提供意見）
    內容：＿＿＿＿＿＿＿＿＿＿
    封面：＿＿＿＿＿＿＿＿＿＿
    編排：＿＿＿＿＿＿＿＿＿＿
    其他：＿＿＿＿＿＿＿＿＿＿
    綜合意見：＿＿＿＿＿＿＿＿＿＿＿＿＿＿＿＿
11. 希望我們未來出版哪一類的書籍：＿＿＿＿＿＿＿＿＿＿

讓文字與書寫的聲音大鳴大放

寶瓶文化事業有限公司

（請沿此虛線剪下）

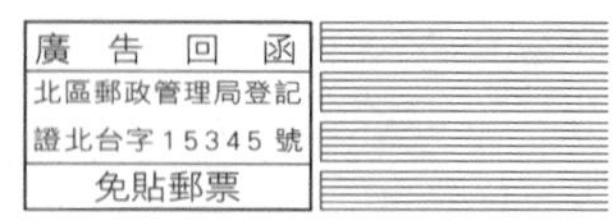

寶瓶文化事業有限公司　收

110 台北市信義區基隆路一段 180 號 8 樓
8F,180 KEELUNG RD.,SEC.1,
TAIPEI.(110)TAIWAN R.O.C.

（請沿虛線對折後寄回，謝謝）